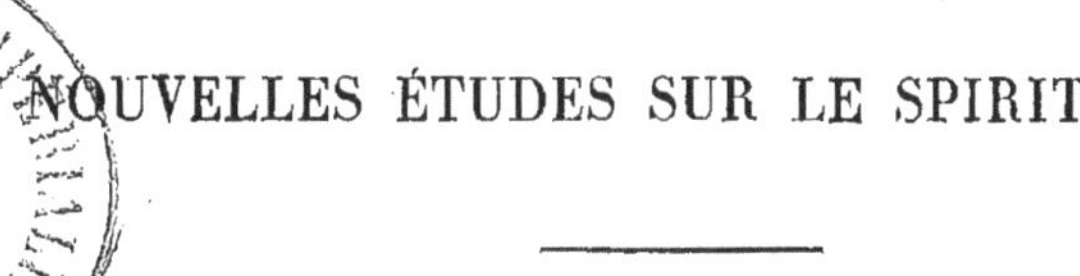

LE SPIRITUALISME

ORGANIQUE

LE SPIRITUALISME

ORGANIQUE

PAR M. PIDOUX

Membre de l'Académie impériale de médecine
Membre honoraire de l'Académie royale de médecine de Belgique
Médecin de l'hôpital de la Charité
Médecin inspecteur des Eaux-Bonnes, etc., etc.

PARIS

P. ASSELIN, SUCCESSEUR DE BÉCHET JEUNE ET LABÉ

LIBRAIRE DE LA FACULTÉ DE MÉDECINE

Place de l'École-de-Médecine

1869

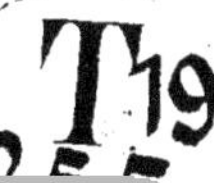

LE SPIRITUALISME

ORGANIQUE

PAR M. PIDOUX

Membre de l'Académie impériale de médecine
Membre honoraire de l'Académie royale de médecine de Belgique
Médecin de l'hôpital de la Charité
Médecin inspecteur des Eaux-Bonnes, etc., etc.

PARIS

P. ASSELIN, SUCCESSEUR DE BÉCHET JEUNE ET LABÉ
LIBRAIRE DE LA FACULTÉ DE MÉDECINE
Place de l'École-de-Médecine

1869

INTRODUCTION

J'ai publié il y a douze ans, une brochure qui a pour titre : *De la Nécessité du spiritualisme pour régénérer les sciences médicales, etc.* (Paris, 1857, chez Asselin.)

Je posais dans cet opuscule les principes du vitalisme organique ; j'y combattais l'animisme comme étant la doctrine antivitaliste et antispiritualiste par excellence ; enfin, je proclamais que le spiritualisme est la seule philosophie qui puisse donner à la médecine la largeur de base, la hauteur de vues, la force d'unir et l'intelligibilité des rapports de chaque partie avec le tout, sans lesquelles la science de l'homme est au-dessous d'elle-même. Je reste immuablement attaché aux mêmes principes, et j'en renouvelle dans les pages suivantes l'expression haute et ferme. Je crois plus que jamais « à la nécessité du spiritualisme » pour relier les faits innombrables qui nous imposeraient, ou le matérialisme par leur masse brute, ou le scepticisme par leur diversité, si nous marchions longtemps au milieu d'eux sans la science de l'esprit.

Mais il y a une vérité que je n'apercevais pas aussi bien il y a douze ans qu'aujourd'hui : c'est que, pour acquérir cette force, le spiritualisme a besoin de prendre un corps. Je crois, en effet, que tant qu'on regardera l'esprit comme substantiellement distinct de la vie, ou comme un principe aussi indépendant de l'organisme que la vapeur de sa machine, les physiologistes continueront à ne s'occuper que de la machine, les philosophes que de la vapeur, et qu'on n'aura jamais que des matérialistes d'un côté et des ontologistes de l'autre, avec une physiologie et une philosophie toujours désunies et éternellement stériles.

Il est visible pour tout le monde, que le spiritualisme proprement dit, le spiritualisme de l'histoire, je veux dire la doctrine d'un être immatériel uni au corps humain, substantiellement distinct de ce corps et capable d'exister personnellement sans lui, il est visible, dis-je, que ce spiritualisme a vécu. Cela est prouvé par son infécondité. Les sciences n'entretiennent plus avec lui aucun rapport ; il est si loin d'elles qu'il ne les anime plus.

C'est un grand malheur. Heureusement que les éternels principes du spiritualisme ne sont pas inséparables du dualisme dont je viens de rappeler les deux facteurs. On s'est trop habitué à croire que ces principes doivent périr si l'idée d'une âme immatérielle, substantiellement distincte de l'organisme humain, n'est pas conservée : erreur décevante et dangereuse ; mais je ne me le dissimule pas, moi qui essaye de la renverser, erreur qui régnera longtemps encore. Cependant, si le vitalisme organique, qui tend de jour en jour à remplacer le vitalisme ontologique, s'établit solidement sur les bases de l'anatomie générale nouvelle, on verra le spiritualisme s'incarner lui-même, et l'esprit n'être bientôt plus considéré que comme la plus haute expression de la vie. Cette conclusion est inévitable ; on peut même prédire qu'elle hâtera l'avénement du vitalisme organique, car on ne peut plus scinder l'homme. Il n'y a que les systèmes opposés au vitalisme, tels que la chimiâtrie et la médecine mécanique, qui soient encore intéressés à retarder la chute du spiritualisme ontologique, parce que ces systèmes ont besoin de ce principe pour se parer d'un dehors d'unité et paraître vivants. Et pourtant, aujourd'hui déjà, ce spiritualisme suranné ne se distingue plus de l'animisme dont la ruine est consommée.

Ici se présente une question très-grave.

Les croyances religieuses ont autant contribué que la science et la philosophie à fonder dans le passé le spiritualisme ontologique ou le principe de la dualité de l'homme ; et je ne doute pas qu'aujourd'hui elles ne soient encore le principal soutien de cette doctrine. On rencontre à chaque pas des médecins, des physiologistes, des philosophes, des savants de tout ordre, qui professent le mécanicisme et le chimisme les plus grossiers ; qui, scientifiquement, ne s'élèvent pas même jusqu'à l'idée de génération, d'évolution, de vie, d'unité organique, etc., et qui sont fanatiques de spiritualisme. Pourquoi? Parce que des croyances, assurément très-respectables, imposent à leur conscience bien plus qu'à leur science, le dogme de l'immortalité d'une âme incorporelle. Aux yeux de la philosophie et de la physiologie, ces savants, qu'ils le veuillent ou non, sont complétement matérialistes. Ils se croient cependant spiritualistes, parce qu'aux yeux de la foi, il suffit pour l'être, d'affirmer qu'on croit à l'existence d'une âme immatérielle distincte du corps, capable de lui survivre, renfermant sans lui toute la personnalité humaine, quel que soit d'ailleurs le matérialisme philosophique et physiologique qu'on professe.

Pour l'orthodoxie, on n'est spiritualiste qu'à cette condition ; et si on ne confesse pas sans examen la double substance, on est atteint de matérialisme, convaincu de repousser la croyance universelle à une autre vie, et rayé de l'assemblée des esprits.

Nos Académies, sans exception, sont remplies de spiritualistes de cette force ; et le clergé, à tous les degrés de la hiérarchie, en regorge : matérialistes et spiritualistes tout ensemble et sans le savoir : matérialistes devant la science, spiritualistes devant la foi, ne faisant honneur ni à l'un ni à l'autre domaine, tous accusant notre époque de n'être ni sérieusement philosophique ni sérieusement religieuse.

La science doit-elle s'arrêter devant ces théories de la foi qui n'a pas le droit d'en avoir ? La foi doit-elle s'alarmer des progrès et des démonstrations de la science au-dessus de laquelle elle prétend et doit prétendre s'élever ? Je ne le pense pas. Je ne donnerais pas ma croyance à une vie au delà de celle-ci pour toutes les affirmations de la science; et pourtant, j'hésite beaucoup à reconnaître chez moi et chez mes semblables, l'existence d'un principe immatériel, substantiellement distinct de la nature même de mon corps vivant et pensant.

Barthez, qui admettait « un *principe vital,* » voulait qu'on gardât sur la nature, le mode d'union et le sort de ce principe « un scepticisme invincible. » Je demande, et à plus forte raison, le même scepticisme, ou plutôt la même réserve, le même respectueux silence sur tout ce qui concerne cette physiologie de l'immortalité de l'âme qu'on voudrait nous faire. Nous ne connaissons pas un mot des métamorphoses ultimes de la matière, des transformations des corps et des forces à l'infini, des palingénésies que notre monde peut encore éprouver, etc. N'est-il pas inconcevable que, ne sachant rien, par exemple, sur les rapports de l'organisation de la substance nerveuse avec les propriétés sensibles représentatives ou affectives dont elle jouit pendant la vie, nous ayons la prétention de savoir ce que devient essentiellement cette substance après la mort?... Et pourtant, ceux qui me reprocheront le plus d'enlever au dogme de l'immortalité de l'âme sa condition fondamentale, la dualité de la nature humaine, ceux-là sont obligés de croire à la résurrection des corps. Ils ont oublié le mot de saint Paul : *Seminatur corpus mortale, surget corpus spiritale.* Il y a donc, même d'après eux, un corps spirituel. Or, un corps spirituel ou spiritualisé est toujours un corps. Qu'ont-ils donc besoin d'autre chose?

On m'a demandé aussi, pourquoi je tenais tant à reléguer dans l'histoire la notion d'une âme immatérielle, substantiellement distincte du corps, et renfermant toute la personnalité humaine.

Je réponds que c'est par la même raison qui me fait combattre depuis vingt ans la notion d'une force vitale distincte de l'organisme et imaginée pour expliquer les propriétés des tissus et les fonctions des organes vivants.

De même, en effet, que je suis convaincu, l'histoire en main, que quand on admet une force de ce genre, on interdit aussitôt l'observation et l'expérimentation ; que les études qui ont l'organisme pour objet, — anatomie, recherches directes sur la constitution des corps, les forces de la nature, etc... — sont frappées d'immobilité, et que tout progrès scientifique s'arrête, de même je suis convaincu que l'hypothèse d'une âme immatérielle, donnée comme principe efficient de nos facultés intellectuelles et morales, anéantit toute recherche d'anthropologie et de physiologie cérébrale. Imposez cette sorte de dogme à la science, et vous supprimez les admirables travaux d'anatomie comparée accomplis depuis quatre-vingts ans sur le système nerveux, travaux qui sont pourtant destinés à transformer la philosophie; vous supprimez Gall et l'impulsion à jamais mémorable qu'il a donnée à l'étude des appareils psychiques et à la psychologie; vous nous renvoyez jusqu'à saint Thomas... Jamais vous ne stimulerez les savants à pénétrer dans les mystères de l'organisme, dans ceux de l'encéphale, surtout, s'ils sont persuadés qu'ils n'ont rien à y découvrir; que les ressorts de la vie et de la pensée sont cachés dans une substance inaccessible à leurs recherches, et que le reste n'est, comme on dit à Montpellier, qu'un « agrégat matériel » à l'analyse duquel la chimie peut suffire.

Si vous voulez que la science de l'homme marche en avant, livrez-la donc à l'homme, et au besoin infini de connaître naturellement que Dieu a mis naturellement en lui ; ne la transportez pas dans des régions placées au-dessus de la nature.

La différence qui existe entre les mystères de la nature et ceux qui sont au-dessus de la nature, c'est que ceux-ci sont incompréhensibles, et que les premiers sont intelligibles à l'infini. Le progrès se mesure au nombre des entités inutiles qu'on supprime comme autant d'intermédiaires qui nous éloignent de la nature et de son esprit qui est Dieu, car il faut s'élever jusque-là sous peine de ne pas entendre l'unité qui seule fait la science. On donne avec raison le nom de matérialisme à la science incomplète et sans vie qui ne monte pas jusqu'à cette unité suprême.

C'est donc en faveur du spiritualisme positif que je fais la guerre au spiritualisme ontologique.

L'imagination joue, en effet, un grand rôle dans le spiritualisme ontologique et orthodoxe. Nos spiritualistes si épurés, matérialisent plus que personne leur âme prétendûment incorporelle. Ils se figurent — et le mot est exact — ils se *figurent* comprendre les conditions de l'existence à venir, parce qu'ils imaginent que notre âme incorporelle, captive ici-bas dans notre corps, s'envole toute seule dans *un lieu* et à *une distance* qu'ils se *figurent* aussi ; et ils ne voient pas que se condamner ainsi aux *figures* ou aux conceptions corporelles, est une contradiction choquante avec l'idée d'immatérialité, et en même temps, une puérilité aussi indigne de la foi que de la raison ! Il serait si simple et si vrai de s'incliner humblement devant un mystère auquel on se sent attaché d'autant plus qu'on cherche à l'expliquer moins !

Si, quand elle explore et découvre, la science, essentiellement progressive, se croit obligée de se tourner du côté de la foi pour obtenir son consentement ; et si, lorsqu'elle plonge au sein de ses dogmes suprascientifiques ou surnaturels, la foi, essentiellement immuable, regarde du côté de la science pour savoir ce qu'en pense celle-ci, la science et la foi sont perdues. Pourtant, elles ne périront ni l'une ni l'autre.

Jusqu'à ce jour, les besoins scientifiques de l'homme et ses besoins religieux, réels chacun dans son ordre, constituent par cela même deux domaines tout à fait différents. Le naturel et le surnaturel sont comme deux lignes parallèles : quelques prolongées qu'on les suppose, elles ne peuvent jamais se rencontrer.

Il faut donc remettre à l'étude toute cette question du spiritualisme. L'état de la physiologie le permet, tandis qu'il ne le permettait pas il y a moins d'un siècle.

Saisissons-nous du doute méthodique de Descartes, ce doute philosophique qui n'est pas une fin mais un moyen. Appliquée à la question du spiritualisme, la méthode cartésienne, nécessaire à certaines époques de l'évolution des sciences, peut instaurer la physiologie humaine, car celle-ci est une et doit expliquer l'homme tout entier.

Les pages qu'on va lire n'ont pas d'autre prétention que de susciter ce doute rénovateur chez ceux qui auront la force de les prendre en considération. Elles ne sont ni un Traité ni même un Mémoire *ex-professo*, mais une manifestation toute de circonstance.

Chargé par l'Académie de Médecine de lui faire un Rapport sur les travaux adressés pour le prix Civrieux sur cette question : *Des phénomènes psychologiques avant, pendant et après l'anesthésie provoquée ;* et le Mémoire pour lequel je proposais une récompense, ayant été signalé à l'animadversion des membres de la Commission comme entaché de matérialisme, j'ai voulu m'expliquer devant l'Académie sur cette accusation, et démêler ce qu'elle pouvait avoir de fondé, d'avec ce qu'elle avait d'évidemment aveugle.

Ce Rapport forme la première partie du petit travail qu'on va lire.

La seconde renferme quelques explications que je devais aux matérialistes de fait, — spiritualistes d'intention, — que mon spiritualisme organique a émus et troublés.

On y trouvera peut-être des expressions un peu amères. Ce qu'il y a de plus amer, c'est d'avoir combattu pendant trente ans pour le vitalisme et le spiritualisme, et d'entendre ces faux spiritualistes dont je parlais tout à l'heure, vous reprocher leurs propres faiblesses et leurs contradictions.

On sait maintenant dans quelle circonstance et pour l'accomplissement de quel devoir j'ai été forcé de m'occuper encore de ces matières redoutables. Médecin avant tout, je n'y donne suite que parce que le sort de la physiologie et, par conséquent, de la médecine m'y semble engagé.

Si on sépare l'esprit de la vie, le vitalisme organique auquel, suivant moi, tous les progrès sont suspendus, et à l'instauration duquel je me consacre dans toutes les bonnes occasions, luttera difficilement contre le vitalisme ontologique dont les imaginations sont éprises.

Au contraire, si on sait fondre ces deux grands aspects de l'homme dans l'unité de sa substance, on donne au principe de l'unité de la nature humaine la consécration de la science; on écarte à jamais de la physio-logie l'oppression des sciences afférentes, et on lui rend son autonomie, comme Stahl le voulait, mais d'une manière efficace et définitive.

Je mets donc les principes éternels du spiritualisme en rapport avec les exigences de la science moderne; j'aide à revivre cette noble philosophie qui s'éteint dans son fier et stérile isolement; et j'aide à vivre, s'il en sent le besoin, le matérialisme qui meurt sous le poids de la lettre.

Il n'est pas au pouvoir d'un seul d'emporter ce grand résultat. Loin de moi une prétention si haute. Mais je compte sur le sens commun, sur les progrès continus de la science et de la raison, seules capables de chasser à la longue de nos imaginations, les idoles orgueilleuses et intolérantes qui nient la science là où elle est, et qui voudraient la mettre là où elle ne peut pas être.

RAPPORT

A L'ACADÉMIE IMPÉRIALE DE MÉDECINE

SUR CETTE QUESTION :

« Des phénomènes psychologiques avant, pendant et après l'anesthésie provoquée »

MESSIEURS,

. . . .

C'est une loi en histoire, que lorsqu'une vérité est nécessaire à la science ou aux hommes, et que autour d'elle tout est prêt pour la recevoir, les observations, les faits, les recherches, les découvertes de tout genre semblent se réunir pour hâter son évolution et lui donner les derniers coups de la maturité. L'invention des effets de l'inhalation de l'éther et du chloroforme en est un exemple. Elle est venue éclairer à sa manière la physiologie du cerveau, et faire des facultés de l'encéphale une analyse merveilleuse, que les vivisections et les maladies n'avaient jamais donnée aussi délicate; et ce flambeau inattendu, elle l'a apporté à la science de l'homme quand l'anatomie comparée, l'embryologie, l'histologie, la physiologie expérimentale travaillaient de leur côté à montrer, les unes plus particulièrement la pluralité des organes cérébraux, les autres plus particulièrement l'unité vraiment animique qu'offre cet appareil dans la multiplicité hiérarchique de ses parties.

Mais, tandis que l'anatomie décompose les organes, que la physiologie expérimentale décompose les fonctions, l'action des anesthésiques décomposant et recomposant rapidement les facultés encéphaliques, en fait l'analyse et la synthèse tout à la fois et en un instant; et elle nous montre alternativement et inséparablement, la nécessité des parties pour constituer l'unité et la présence de l'unité dans chaque partie. C'est pourquoi cette découverte bienfaisante qui semblait n'apporter à l'humanité qu'un moyen de la soustraire à la douleur chirurgicale, lui apportait en même temps un instrument pénétrant, subtil et presque spirituel d'analyse psychologique, puisque, le plus souvent, elle ne conduit à l'anesthésie salutaire qu'après avoir démonté les pièces de l'encéphale et les facultés psychiques correspondantes depuis les plus éminentes jusqu'aux plus inférieures, de manière à révéler à l'observateur leurs rapports vivants et leur subordination nécessaire.

L'Académie a compris ce côté philosophique de l'étude de l'anesthésie provoquée, et elle a voulu l'encourager en la donnant pour sujet d'un de ses prix; convaincue qu'il y a là pour la science de l'homme une source féconde d'informations et de progrès.

Elle a peut-être instinctivement compris, — car les Sociétés savantes ont comme les peuples des instincts et des aspirations presque imperceptibles dans chacun de leurs membres, — que si depuis longtemps la grande voix de la philosophie ne se fait plus entendre, c'est que depuis quelque temps déjà elle n'a rien à dire, parce qu'ayant épuisé et usé ses anciennes thèses, ses points de vue plus ou moins abstraits, elle a besoin de se rajeunir au contact de la science nouvelle.

Mais une fois la philosophie renouvelée par ce contact, elle devra réagir puissamment sur la science nouvelle, car aujourd'hui, celle-ci est bien plus remarquable par l'activité des recherches, par la riche originalité des matériaux, que par le lien général et l'élévation.

Notre sujet est psychologique, c'est-à-dire intermédiaire entre la physiologie et la philosophie première ou la métaphysique. Tels sont, en effet, la place et le caractère de la psychologie. Elle étudie l'esprit dans ses phénomènes comme la physiologie le fait pour toutes les autres fonctions et pour nos autres facultés. La philosophie, au contraire, étudie l'esprit ou la pensée en eux-mêmes, c'est-à-dire dans leurs lois générales et dans leur fond. Elle ne doit rien immédiatement à l'observation. Sa méthode est la réflexion, qui est le repliement de la pensée sur elle-même ou l'étude de soi par soi, car la merveille de l'esprit proprement dit ou de la substance psychique que nous déterminerons plus tard avec l'auteur, c'est de se connaître soi-même.

Les autres êtres sont simplement, c'est-à-dire que leur existence est aussi simple que possible. L'esprit a comme une existence double : il est et il sait qu'il est, il se saisit lui-même; être et se connaître sont pour lui une même chose. Aussi, depuis Socrate, véritable père de la philosophie, parce qu'il lui a donné pour objet le *nosce teipsum,* cette science est restée la connaissance de soi-même.

La psychologie, je l'ai déjà dit, est plus extérieure. Elle arrive à la pensée par l'observation de ses actes, de leur évolution, de leurs rapports, de leur enchaînement, de leur logique enfin, car la logique n'est que le processus naturel des actes de l'esprit.

Le mot de psychologie se traduit donc exactement par cette définition : la connaissance des fonctions spirituelles de l'encéphale humain, ou la physiologie des parties supérieures du cerveau. Là, en effet, se trouve le trait d'union entre la physiologie et la philosophie.

L'auteur du mémoire n° 1, homme de talent, esprit indépendant et capable d'idées générales, a senti et exprimé sommairement ces vérités dans son épigraphe générale (il en a une ensuite pour chaque chapitre), empruntée à M. le professeur Vulpian, et que voici :

« La physiologie doit servir de guide à la philosophie; celle-ci doit la suivre presque pas à pas de peur de s'égarer complétement. »

Cela vous donne du même coup et l'esprit du mémoire et l'école philosophique à laquelle l'auteur appartient.

Il est évident que quelque soin et quelque précision physiologiques qu'il ait mis à observer et à analyser les *phénomènes psychologiques avant, pendant et après l'anesthésie provoquée,* quelque expérience qu'il ait par lui-même du détail, et si je peux ainsi dire, de la clinique de ces phénomènes, ce qui l'a tenté dans notre question, c'est son côté psychologique et surtout philosophique. Sous ce rapport général, il a donc correspondu aux vues de l'Académie.

Notre auteur se proclame hautement positiviste en philosophie. Il l'est peut-être moins qu'il ne croit, car il ne dédaigne pas la métaphysique, si l'on en juge par l'épigraphe de son premier chapitre, puisque une épigraphe résume en général la pensée et les tendances de celui qui l'adopte. Celle-ci n'est pas empruntée à un savant, mais à un poëte philosophe, M. Eugène Pelletan. Je la cite : « A quoi bon la métaphysique ? C'est le mot d'ordre aujourd'hui. A quoi bon la neige sur la montagne ? répondrai-je à mon tour : on ne vit pas là-dessus. Je le reconnais volontiers ; mais cette neige suspendue à mi-côte du ciel, tient dans son urne de glace la source de toute rivière. Sans être la vie elle-même, ni la moisson, elle verse cependant partout la séve et l'abondance. »

C'est reconnaître sous une belle image la grandeur et l'utilité de la métaphysique. Cette science première remplit, en effet, à l'égard des sciences qui ont pour objet la force et la vie, le même rôle que les mathématiques à l'égard des sciences qui ont plus particulièrement pour objet la quantité et le nombre ; et le positivisme qui rejette la métaphysique, devrait, pour être conséquent, rejeter les mathématiques. On verra tout à l'heure que toutes ces considérations étaient nécessaires.

Entrons maintenant avec l'auteur dans l'anesthésie provoquée et ses phénomènes psychologiques.

Ne pouvant le suivre pas à pas dans les développements physiologiques et philosophiques étendus et disséminés qu'il a donnés aux faits fondamentaux de son mémoire, je vais vous en lire textuellement les conclusions. Elles vous donneront une idée nette de ces faits et des vérités positives qui en découlent immédiatement, car ces conclusions sont précises, claires et très-bien faites ; mais elles ne vous donneront pas les conclusions philosophiques de l'auteur, ses opinions plus générales et la doctrine à laquelle il attache certainement plus de prix qu'aux faits qui en ont été le point de départ. C'est pourquoi je résumerai moi-même cette doctrine en l'appréciant ainsi que la philosophie nouvelle qui naît et se dessine à l'ombre des recherches de tout genre auxquelles on se livre depuis cinquante ans sur le système nerveux en général et sur le cerveau en particulier.

Voici d'abord l'*anesthésiologie* de fait et les conclusions sèches du mémoire

J'abrégerai ou je retrancherai tout ce qui ne sera pas nécessaire à l'édification de l'Académie.

I. La succession des phénomènes produits par les anesthésiques peut être considérée comme formant quatre périodes distinctes :

    1° Action locale ;
    2° Action intime ou psychique ;
    3° Prédominance des actions réflexes ;
    4° Période de cadavérisation.

II. L'anesthésie est une ivresse provoquée. Les effets des anesthésiques sont comparables à ceux de l'alcool. Ils sont de même nature. Ils diffèrent par la quantité et non par la qualité. Tous les anesthésiques produisent des effets semblables. Leur promptitude et leur profondeur d'action tiennent à leur nature chimique.

III. L'anesthésique s'interpose entre les pôles des molécules, les écarte ; mais il n'est pas stable, l'économie s'en débarrasse. Chaque anesthésique a sa manière particulière de s'interposer entre les molécules, d'y rester plus ou moins longtemps. C'est ce qui explique leurs effets si différents.

IV. Il y a en outre un autre mode d'action sur les cellules ou fibres cérébrales. Le chloroforme, tous les anesthésiques puissants ou dont les effets sont très-prompts agiront souvent ainsi. Il y a arrêt sur place, catalepsie, pour ainsi dire, des fibres cérébrales. Un mouvement commencé est ainsi enrayé. Si l'action de l'anesthésique est supprimée aussi vite qu'elle est survenue, ces fibres reprendront naturellement le mouvement qu'elles étaient en train de faire. Il y a donc disparition de la conscience avant l'action complète et prolongée des anesthésiques. Au réveil, l'intelligence reparaît et continue la série de ses manifestations interrompues par l'anesthésique.

V. Nous admettons trois grands centres superposés l'un à l'autre, placés pour ainsi dire suivant une progression décroissante, ou échelonnés selon leur degré d'importance au point de vue de la vie elle-même de l'être. Au-dessus de tout, *le moi* ; puis au-dessous, les instincts avec les facultés de second ordre, ensuite la moelle. Les anesthésiques, par leur mode d'action, donnent raison à cette manière de voir. Ils agissent d'abord sur *le moi* ; l'individualité est atteinte, et la perte de la sensibilité est accompagnée de la perte des mouvements volontaires. Puis, leur action porte sur les instincts ; et enfin ils s'attaquent à la moelle, aux fonctions nécessaires à l'existence.

VI. C'est ainsi que la mort peut arriver.

Les individus anesthésiés peuvent mourir par syncope ou par asphyxie. Si la mort arrive au commencement d'une anesthésie, ou dans le cours de celle-ci, alors que le sentiment *du moi* n'est pas encore annihilé, il faut l'attribuer à une syncope. Si la mort arrive plus tard, on pourra presque toujours accuser l'asphyxie.

On peut, pour faciliter l'étude des modifications qu'éprouvent les facultés intellectuelles, les faire rentrer dans quatre catégories distinctes.

VII. Conservation complète de l'intelligence.

Les cas de conservation complète de l'intelligence, *du moi* sont impossibles quand l'anesthésique est bien administré.

L'attention a une très-grande influence (pour retarder l'anesthésie du *moi*) surtout avec les anesthésiques dont l'action sur le cerveau exige un certain temps pour se manifester. Avec le chloroforme que nous prenons toujours comme type des anesthésiques puissants, ces cas sont impossibles.

VIII. *Intelligence conservée, puis modifiée.*

La plupart des cas rentrent dans cette catégorie. L'individu résiste d'abord, puis forcément son attention faiblit, et dès lors les facultés cérébrales qui paraissaient n'attendre que ce moment, s'égrènent et disparaissent : l'association des idées, la comparaison, le jugement s'en vont ainsi les uns après les autres. La mémoire persiste la dernière. (J'ajoute entre parenthèses, la raison de ce fait qui n'est pas dans les conclusions, mais qui est dans le corps du mémoire, à savoir, que cette persistance de la mémoire tient à ce qu'elle est la plus instinctive de nos facultés intellectuelles).

Le premier sommeil est surtout accompagné de rêves, fréquents avec l'éther, rares avec le chloroforme. Ces rêves se développent sous l'influence des mêmes causes qui font naître les songes du sommeil ordinaire. Ils sont d'après leur mode de production, sensoriaux, *extra-crâniens* ou encéphaliques. Quant à leur caractère, ils sont en rapport avec les habitudes, les travaux, les professions, certains sentiments ou certaines passions des individus anesthésiés.

. . . .

Les dernières impressions ressenties par le malade au moment de l'annihilation de la conscience, influent sur le caractère du rêve. On peut voir au réveil la continuation d'un rêve commencé pendant l'anesthésie. Les malades oublient complétement qu'ils ont été anesthésiés ou interprètent mal les sensations qu'ils ont éprouvées. La notion du temps, l'idée de durée n'existent plus.

IX. *Intelligence pervertie, puis annihilée.* — L'action de l'anesthésique se fait promptement sentir ; les individus sont disposés aux rêves encéphaliques ; ils sont souvent bavards ou turbulents.

X. *Intelligence, moi, annihilés d'emblée.* — Il y a annihilation immédiate, foudroyante des facultés psychiques. Ces cas sont fréquents chez les enfants, chez les personnes qui résistent peu ou qui absorbent avec facilité l'anesthésique qu'on leur donne. Le chloroforme agit souvent ainsi.

On peut anesthésier des personnes endormies ; et la transition entre ces deux sommeils peut être assez insensible et assez douce pour ne pas leur faire comprendre ce changement. Au réveil, elles ne se douteront pas de tous les événements qui auront pu se passer pendant leur nouveau sommeil.

XI. Au réveil du sommeil anesthésique, les facultés psychiques se présentent dans un ordre inverse à leur disparition. L'intelligence peut revenir au milieu d'une opération et alors que la *sensitivité* est abolie. C'est le phénomène dit intelligence de retour. Les individus peuvent rester dans cet état assez longtemps. S'ils sont de nouveau anesthésiés, ils ont tout oublié au réveil.

Parfois, les individus anesthésiés paraissent au réveil être dans le cas des aphasiques. Cet embarras dans le mécanisme cérébral peut durer assez longtemps.

L'usage trop fréquent, l'abus des anesthésiques peuvent conduire à la perte des facultés mentales ou à un abrutissement comparable à celui des fumeurs d'opium.

XII. La volonté est vite supprimée par les anesthésiques, car le phénomène qui doit la constituer (*moi*, sensibilité psychique) n'est plus possible.

Quand les plus hautes fonctions des centres nerveux sont abolies, les mouvements dits réflexes apparaissent dans toute leur force et dans toute leur variété. Les cris, les plaintes, les signes extérieurs de la douleur, caractérisés comme réflexes, se produisent rarement dans l'anesthésie, surtout quand celle-ci est produite par le chloroforme. Ils tiennent à une anesthésie trop faible ou mal dirigée.

Les sujets anesthésiés qui paraissent souffrir pendant les opérations, et qui déclarent ensuite n'avoir rien senti, ont souffert réellement. Il n'y a pas eu douleur, élaboration intellectuelle, mais douleur résultante, organique et inconsciente des tissus attaqués. Ils n'ont pas oublié leur douleur comme on l'a dit. Le jugement et la mémoire n'existaient pas.

XIII. Les anesthésiques portent d'abord leur action sur la *sensibilité*. Ils l'excitent, l'émoussent ou la faussent. Ils agissent ensuite sur la *sensitivité*, celle-ci, moins fragile et comme inhérente aux tissus, résiste davantage.

Tous les points de la peau ne sont pas anesthésiés en même temps. Cela tient aux divers degrés normaux de la sensitivité de ces parties.

Les tissus érectiles du corps conservent leur propriété essentielle assez longtemps et la reprennent très-vite.

Des attouchements directs sur les organes génitaux ou des manœuvres externes dans leur voisinage peuvent provoquer l'érection alors que l'anesthésie n'est pas complète.

La sensitivité indiquée par le globe de l'œil est le meilleur guide pour le chirurgien. D'après elle, il sait si l'anesthésie est légère ou profonde.

Quand les individus sont longs à se réveiller, il suffit de les appeler très-haut par leur nom pour les faire sortir aussitôt de leur torpeur.

La sensibilité supérieure revient ordinairement la première, la sensitivité ensuite. Parfois un sommeil naturel succède sans transition à l'anesthésie.

Tels sont, Messieurs, les matériaux positifs ou cliniques que nous donne le mémoire n° 1.

Vous avez dû remarquer pourtant, que quelques-unes de ces propositions sommaires supposent des opinions ou des théories antérieures : Ainsi, les conclusions troisième et quatrième donnent une explication du mode d'action des anesthésiques ; plusieurs autres, une subordination hiérarchique des centres nerveux et une localisation correspondante de leurs facultés, puis une distinction nouvelle de la sensibilité, etc. C'est l'examen de ces quelques conclusions doctrinales et des opinions que l'auteur y a jointes dans le cours de son mémoire, qui vont fournir au Rapporteur de votre Commission les motifs de son appréciation générale.

Vous vous rappelez la troisième conclusion : « L'anesthésique s'interpose entre les pôles des molécules, les écarte, mais il n'est pas stable, etc. »

Le mot de matérialisme a été prononcé dans votre Commission à propos de ce passage. L'auteur en a été même formellement accusé; et l'on s'est demandé si l'Académie devait couronner ou encourager le matérialisme, etc.

La Commission, par ses conclusions que vous connaitrez plus tard, a répondu à cette interrogation et à ces craintes d'un autre âge qui rappellent un peu trop l'esprit officiellement conservateur d'une haute assemblée avec laquelle une société scientifique, une Académie de médecine n'ont rien de commun sous notre régime moderne de la séparation de la science et de l'Etat. Les Académies encouragent et couronnent la science, le talent, le mérite, la vérité, quand elles le peuvent, les convictions sincères exprimées gravement et en bon langage scientifique, rien de plus : elles ne connaissent que cela.

Mais après cela même, il est encore une question : c'est celle de savoir si la proposition incriminée est réellement, philosophiquement matérialiste.

Le Rapporteur de votre Commission, qui se flatte d'être spiritualiste, hésite à le croire.

D'abord, l'auteur n'a nulle part donné une théorie mécanique de l'action des anesthésiques et de la génération de la pensée, nulle part. Les paroles citées plus haut et qui semblent en être un commencement, n'y aboutissent pas. Tout dans ce qui suit prouve qu'il ne faut prendre ces mots : « l'anesthésique s'interpose entre les pôles des molécules cérébrales et les écarte, » que dans le sens d'une pénétration et d'un contact nécessaires, qui sont, en effet, les conditions physiques de l'action des anesthésiques, mais non leur cause intime et physiologique. Ce qui le met hors de doute, c'est d'abord le mot « pôles » qui suppose une action dynamique et ne s'emploie jamais au sens mécanique; ensuite, c'est la véritable idée de l'auteur qui se dégage dans la conclusion suivante et qui assimile à un fait de catalepsie l'effet de l'anesthésique sur les cellules et les fibres cérébrales productrices du moi et de la volonté. « Il y a arrêt sur place, dit-il, catalepsie des fibres cérébrales. Un mouvement commencé est ainsi enrayé. Si l'action de l'anesthésique est supprimée aussi vite qu'elle est survenue, ces fibres reprendront naturellement le mouvement qu'elles étaient en train de faire. Il y a donc disparition de la conscience avant l'action prolongée et complète des anesthésiques. Au réveil, l'intelligence reparaît et continue la série de ses manifestations interrompues par l'anesthésique. »

Il n'y a certainement rien de mécanique et de matérialiste dans cette explication fort légitime, en ce sens, qu'elle rapproche assez justement le phénomène anesthésique, d'un état morbide spontané du cerveau, la catalepsie, avec lequel il a, en effet, des analogies intéressantes. Une pensée, un mouvement foudroyés, si je peux ainsi dire, par l'anesthésique, puis repris et continués au point même où ils avaient été suspendus ; un mot de trois syllabes coupé après la seconde, inachevé pendant quelques minutes, retrouvé et complété après ce laps de temps par l'émission de la troisième syllabe accompagnée du retour de la pensée qui, sans recherche et sans travail, renoue la dernière syllabe aux deux premières, et s'en complète à elle même la signification sans conscience de l'interruption et de ce qui s'est passé pendant sa durée, cela peut très-bien s'appeler un fait de catalepsie artificielle, et permettez-moi de le dire avec Leibnitz, un fait de mécanique cérébrale ; puis, d'ajouter aussitôt avec ce grand philosophe spiritualiste, de mécanique divine et non faite de main d'homme.

L'auteur ne suppose sans doute pas que dans la catalepsie spontanée, ou non provoquée, qu'il prend pour terme de comparaison, il y ait compression du cerveau par un corps étranger ; pourquoi le supposerait-il davantage pour expliquer ce qu'il appelle la catalepsie des fibres cérébrales par un anesthésique ?

Nous restons donc ici dans la pure observation ; mais c'est justement ce qui contrarie le spiritualisme abstrait. On est matérialiste à ses yeux, quand on croit que le cerveau est l'organe du sens intime, de la pensée, du moi, le centre nerveux générateur des idées et des déterminations volontaires. Il se croirait vaincu et il abdiquerait son grand rôle, son intervention plus nécessaire aujourd'hui que jamais, — à cause de la multitude de faits nouveaux et de théories partielles qu'enfantent chaque jour les sciences physico-chimiques, — si l'on parvenait à lui prouver, que pour être spiritualiste, il n'est pas besoin de reconnaître à côté ou au-dessus du corps humain une archée, une puissance distincte de lui, principe de toutes ses actions et de tous ses mouvements. Il se regarderait comme exclu de l'homme et de la science, si on lui prouvait que ce principe, distinct du corps à ses yeux, n'est autre chose que le germe, qui n'a pas besoin qu'une âme vienne s'ajouter à lui pour l'animer parce qu'il est substantiellement animé lui-même, et que c'est lui qui depuis la conception jusqu'à la mort, remplit la fonction de l'âme formatrice et conservatrice de Stahl en vertu de la propriété qu'il possède essentiellement de s'assimiler les matériaux appropriés qui l'entourent, et d'arriver par cette assimilation ou cette génération continue, à la plénitude de son être qui est de se connaître lui-même et d'être un miroir vivant de l'univers.

Pourtant, quand on aura démontré cela au spiritualisme ancien ; quand on lui aura fait voir qu'à l'état purement abstrait, il n'a eu qu'une mission provisoire, quelque glorieuse et féconde qu'elle ait été ; et que maintenant, sans se retirer, sans renoncer à sa ligne générale et à ses grands principes, il n'a qu'à changer de sujet pour vivifier les réalités de la médecine moderne et leur donner ce qui, de l'aveu de tous, leur manque en ce moment; quand, dis-je, on lui aura démontré cela, la science de l'homme sera constituée pour longtemps et n'aura qu'à s'élever indéfiniment sur cette base nouvelle.

Sans prétendre à fournir cette démonstration, il est permis d'indiquer ce qu'elle pourrait être. Il suffira pour cela au Rapporteur de votre Commission de suivre le travail du mémoire nº 1, et de l'éclairer un peu.

L'éther, le chloroforme sont sans doute des corps ; le cerveau en est un aussi, et qui ne ressemble à aucun autre. Dès que le premier de ces corps est mis en contact avec le second au moyen de la circulation sanguine, les propriétés et les fonctions de l'un d'eux, le cerveau, sont rapidement modifiées, et les facultés dites psychiques ou spirituelles, après avoir manifesté une excitation ou une perversion plus ou moins vives, s'émoussent puis disparaissent complétement pour le sujet et pour l'observateur. Il n'y a plus dans ces parties supérieures du cerveau dont le contact d'un corps très-volatil vient de suspendre les éminentes fonctions, que ces fonctions subalternes, qu'on appelle organiques, et qui, remarquez-le bien, Messieurs, seraient attaquées et supprimées elles-mêmes si l'on exagérait l'action de l'anesthésique. Cela ne vous indique-t-il pas assez que les premières sont vitales, et par conséquent organiques, comme les secondes, mais seulement d'un ordre plus élevé ou plus éminemment représentatif? Et cependant, on est taxé de matérialisme si l'on accorde aux parties éminentes du cerveau de présider à l'intelligence, et on ne l'est pas si on admet que le même organe accomplit essentiellement les fonctions subordonnées dont je parlais plus haut, sans lesquelles les premières ne pourraient pas plus exister que la sensibilité sans la respiration, sans la circulation, sans la nutrition....

Il y a longtemps que je l'ai dit, on ne faisait pas autrefois assez d'honneur à la matière. Elle n'était représentée dans l'esprit et dans la science que par l'idée d'étendue, de quantité, de divisibilité, d'inertie ou de passivité absolues. Il fallait bien alors emprunter l'activité, la force, la vie dont cette matière était essentiellement dépourvue, à des êtres qui en fussent distincts, qui lui fussent même opposés. De là les *pneuma,* les âmes, les archées, les forces sans matière.

Ces conceptions étaient une nécessité des temps, et elles ont rendu de grands services relatifs. Mais quand Leibnitz eut remplacé les atomes inertes par des monades ou des forces, et que partout l'idée de force devint substantiellement inséparable de l'idée de matière ou de quantité, on se passa insensiblement des âmes et des archées, et il faut le dire, ce moment fut marqué par des progrès inouïs dans toutes les sciences. Aujourd'hui, les savants qui ne sont pas remorqués mais qui marchent, proclament l'activité essentielle de la matière ou des corps, car la matière est une abstraction, les corps seuls existent. Pour tous, les idées de force et de matière sont adéquates, et en les séparant, on n'a plus que deux abstractions, deux fantômes de substance qui peuvent servir en logique, mais qui n'ont pas de réalité dans les choses.

Quel est le physiologiste qui pense avoir besoin aujourd'hui d'une âme végétative pour étudier et connaître les phénomènes et les lois de la génération et de la nutrition? d'une âme sensitive pour étudier et connaître les phénomènes et les lois de la sensibilité, de l'innervation motrice, des fonctions viscérales et des instincts? Mais beaucoup veulent encore, sans se rendre bien compte pourquoi, d'une âme spirituelle ou raisonnable essentiellement distincte du corps, des parties supérieures et psychiques de la tête, pour expliquer les phénomènes et les lois de la pensée, du moi, de la liberté et des volitions.

L'anatomie comparée, la connaissance aprofondie de l'échelle des êtres et surtout de la série animale, l'étude de l'embryologie, de la pathologie, les expériences sur les animaux ont apporté de grandes lumières pour résoudre cette suprême difficulté. Mais voyons la contribution qu'apporte à cette solution l'étude des phénomènes psychologiques sous l'influence de l'anesthésie provoquée.

Tandis que l'étude de la série zoologique nous montre les règnes superposés, ou les animaux se développant des plus inférieurs vers les plus élevés jusqu'au règne humain caractérisé par la connaissance de soi-même, la possession des idées générales et le langage abstrait ou la parole, on voit l'action des anesthésiques décomposer cette série dans un sens inverse, c'est-à-dire de ses termes les plus élevés vers les plus inférieurs.

Vous avez vu que l'auteur du mémoire n° 1 nous montre le système nerveux comme constitué par la superposition hiérarchique de centralités dont les hémisphères cérébraux sont la plus élevée. Les centralités multiples et distinctes, mais fortement reliées entre elles et aux hémisphères, qui sont situées à la base du cerveau, forment la seconde couche ; elles sont mixtes dans leurs fonctions et président aux instincts. Au-dessous d'elles viennent la moelle allongée et la moelle épinière qui tiennent sous leur dépendance les actions réflexes. L'auteur a tort de s'arrêter là : pour avoir l'homme complet il devait descendre jusqu'aux nerfs, puis aux expansions périphériques, enfin jusqu'aux éléments nerveux fondus dans la trame des tissus de tout genre, comme on le voit chez les animaux homogènes qui sont également sensibles et contractiles dans toutes leurs parties.

L'anesthésique répandu partout au moyen de la circulation, mis ainsi en contact avec toutes les puissances du système nerveux, n'attaque pourtant et ne supprime d'abord que les parties les plus éminentes de ce système, les hémisphères, organes de la sensibilité perçue, du moi et de la volonté. L'unité de l'homme, l'âme, si vous voulez (pourquoi ne pas conserver ce mot qu'on ne supprimera pas plus que le mot d'esprit ou de vie ?) l'unité de l'homme, dis-je, ou l'âme, — c'est synonyme, — est atteinte puis évanouie la première. Dès ce moment il y a anarchie dans le système ; les actions nerveuses semblent désunies et ataxiques, elles s'égrènent comme dit l'auteur ; les instincts placés au-dessous, quoique encore conservés, n'ont plus la sûreté qui les caractérise chez les animaux très-inférieurs dans la série ; enfin, ils sont supprimés, et les actions réflexes restent seules éveillées. Celles-ci et les centres nerveux qui en sont les foyers, renferment dans leur série des parties qui tiennent sous leur dépendance immédiate les fonctions essentielles au maintien de la vie, la circulation centrale et la respiration. Si ces fonctions vitales ne sont pas enrayées ; si la vie se maintient par le jeu des poumons et du cœur, l'anesthésique va jusqu'à attaquer la *sensitivité* ou propriété de sentir inhérente au tissu des ramifications nerveuses. Celle-ci peut persister sans la sensibilité cérébrale. Le système nerveux sera ainsi cataleptisé de haut en bas, et son unité hiérarchique décomposée successivement en toutes ses parties qu'on voit renaître au réveil dans l'ordre où elles ont été abolies.

Voilà l'homme analysé et synthétisé alternativement par notre anesthésique ; voilà l'unité résoute dans ses parties, et les parties reconcentrées dans leur unité ; voilà résolues les difficultés insurmontables contre lesquelles a lutté le génie opiniâtre et constamment irrité de Stahl ; irrité, parce que, ignorant la hiérarchie du système nerveux et son unité chez l'homme, il était obligé de mettre l'âme ou l'unité d'un côté comme simples, les mêmes partout et exclusivement actives, et les parties inertes et multiples de l'autre, comme essentiellement passives, ce qui lui attirait des objections insurmontables. La physiologie moderne nous montre l'âme ou la substance psychique se prolongeant par les nerfs jusqu'aux dernières parties de l'organisme, et celles-ci remontant jusqu'à l'âme ou à l'unité de l'encéphale sans la moindre indiscontinuité. Cette âme peut, dès lors, être partout au moyen de ses puissances subalternes, comme Stahl le voulait avec raison ; et par le même moyen, toutes les parties de l'organisme sont dans notre âme comme on doit l'exiger aussi. Or, si nous saisissons bien cette unité, cette individualité de l'homme éminemment représentées dans les parties supérieures du cerveau ou dans la conscience, nous sommes, j'ose le dire, plus spiritualistes que si nous placions une unité abstraite, une âme simple et immatérielle d'un côté, et de l'autre, des organes ou des instruments tout à fait passifs. Ce qu'on appelle la simplicité de l'âme n'est que la convergence parfaite des parties très-nombreuses et admirablement hiérarchisées de notre système nerveux affectif et de notre système nerveux représentatif indivisiblement unis.

Je n'ai pas besoin de dire que l'animisme a fait son temps ; mais on me dira que le spiritualisme n'aura jamais fini le sien. C'est aussi ma conviction ; mais pour cela il ne faut pas qu'il recommence l'animisme. Or, il y est essentiellement condamné avec l'esprit-substance venant jouer de l'organisme comme un musicien de son instrument. Si avec Descartes nous n'accordons à l'âme que de penser, nous livrons, comme l'a fait Descartes lui-même, tout l'organisme humain, depuis les instincts supérieurs et les mouvements volontaires jusqu'aux phénomènes de génération et de nutrition, à un pur mécanisme ; et nous voilà esprit pur et matière inerte, spiritualistes et matérialistes tout à la fois. Si au contraire, comme Stahl, nous attribuons à l'âme, substance distincte du corps, non-seulement la pensée mais les instincts, les fonctions viscérales et végétatives, même la formation du fœtus, nous remplaçons le corps par l'âme et nous ne gagnons rien. L'âme ne se distingue plus du corps, le corps de l'âme, car il n'y a aucune différence entre dire, comme ceux qu'on appelle matérialistes : le corps se nourrit, sécrète, digère, se meut, veut et pense, et dire avec les animistes : l'âme pense, veut, se meut, digère sécrète et se nourrit. Votre âme, dès lors, est inutile, nous n'en avons plus besoin ; elle n'est bonne qu'à nous livrer à l'iatro-mécanique comme Stahl l'a fait, et à ne laisser voir, comme lui, dans la circulation, par exemple, qu'une machine hydraulique, et dans les tissus, des petits mouvements mécaniques imperceptibles de *strictum* et de *laxum* au service d'un moteur étranger. L'âme faisant tout dans l'homme, ou bien le corps vivant y faisant également tout, c'est la même chose, et dispute de mots ; je vous laisse donc le choix. Dans les deux cas, et avec le principe désormais inadmissible de l'activité de la matière, l'animisme n'existe plus que dans l'histoire.

A Dieu ne plaise, Messieurs, que je veuille parler légèrement de Stahl et de sa doctrine. Stahl a rendu un grand service au vitalisme et au spiritualisme nouveaux. Il a fortement enseigné l'unité organique, et son système a contribué à en maintenir le principe jusqu'au jour où les figures pouvant s'évanouir, nous sommes entrés dans les réalités. Aujourd'hui en effet, nous avons incarné l'unité ; mais nous devons être pleins de reconnaissance envers ceux qui ont combattu pour elle ou pour l'esprit des choses, contre le matérialisme ou le mécanicisme qui le dissolvent parce qu'ils ne peuvent s'élever au-dessus de la pluralité et des parties.

Ce que le rapporteur de votre commission critique, ce n'est donc pas l'animisme au XVIIe et au XVIIIe siècle, c'est l'animisme d'aujourd'hui, ce sont ces spiritualistes de profession qui n'ont rien oublié et rien appris, et qui, hors du mouvement, ne savent que l'embarrasser.

L'unité organique, nous la possédons ; et savez-vous pourquoi ? Parce que non-seulement nous l'observons au sommet de l'homme, dans son âme ou dans les parties éminentes de son encéphale, mais dans chacun des éléments, et si je peux m'exprimer ainsi, dans chacun des atomes organiques de son corps. Là est le cachet de la véritable unité. Il n'y a pas d'unité de l'animal ou de l'homme, si chaque cellule n'a pas elle-même un rudiment d'unité et d'individualité, et si chacune d'elles n'est pas représentée dans le centre suprême où le *sensorium commune* de cet animal ou de cet homme. Telle est la vraie solution de la difficulté qui divise en ce moment l'Allemagne et la France dans la personne de deux anatomistes éminents.

Si les derniers éléments d'un animal ne sont pas doués de sensibilité ou d'irritabilité, ils sont hors de l'unité, hors de l'organisme, et comme de véritables corps étrangers.

L'anesthésie provoquée peut servir à démontrer toutes ces affirmations.

Par une anesthésie locale, on peut soustraire à la sensibilité centralisée ou au moi, un certain groupe d'éléments organiques et les lui rendre un instant après ; mais si au lieu de ne les avoir insensibilisés que momentanément, on continue l'action de l'anesthésique, et qu'après sa cessation, ils ne puissent plus se remettre en communication avec le cerveau et ne soient plus irritables, c'est qu'ils sont morts. Ils continueront à être représentés éminemment dans le cerveau comme la jambe coupée dont l'amputé sent encore l'extrémité longtemps après qu'il l'a perdue, mais ils n'existeront plus en eux-mêmes ; ils seront des corps étrangers, bientôt éliminés, tant l'unité est nécessaire, c'est-à-dire, tant il est nécessaire que chaque partie soit dans le tout et le tout dans chaque partie.

Réciproquement, on peut, au moyen de l'anesthésie provoquée, soustraire les parties au tout ou au centre suprême, en cataleptisant celui-ci par le chloroforme inhalé ou généralisé. On a ainsi la preuve de l'unité par un procédé inverse, et de haut en bas, si je peux ainsi dire, comme tout à l'heure de bas en haut.

Mais cette unité ne doit pas être conçue comme sous le règne de l'animisme, où l'âme, substance simple et indivisible, était, par conséquent, la même dans tous les points du corps, c'est-à-dire, où elle n'était, en somme, qu'un être de raison, une manière abstraite de concevoir les choses. Notre unité à nous est réelle, et comme telle, elle suppose des parties diverses hiérarchisées ; c'est un organisme, un ensemble d'organes ou de fonctionnaires de plus en plus centralisés. Il en résulte qu'il y a une sensibilité élémentaire, subalterne, que mon auteur appelle *sensitivité* ou propriété simple de sentir inhérente à chaque partie du système nerveux centripète, et qui est distincte de la sensibilité cérébrale. Celle-ci est inséparable de la perception distincte, d'un premier degré de connaissance de la chose sentie et de son rapport avec nous. La sensitivité, au contraire, ne suppose pas la perception cérébrale ou la participation de la mémoire cérébrale et du moi. C'est ce qui fait, que quelques sujets anesthésiés et soumis à une opération chirurgicale, commencent à donner par des actions réflexes, toutes les manifestations de la plus vive douleur, et une fois réveillés, déclarent qu'ils n'ont pas souffert. La connaissance de l'unité hiérarchique du système nerveux et de l'âme ou du moi, son centre suprême et son pouvoir exécutif, permettent de comprendre cette anarchie ou cette dissociation des puissances animiques. Dans ces cas, certaines parties ont souffert, ont senti selon leur degré de puissance, mais l'individu n'a pas assisté à sa souffrance. La douleur n'ayant pas été centralisée dans les parties éminentes de son cerveau, dans son moi ou son âme, où siége le sentiment de l'individu, de la personnalité ou de l'unité humaine, il est impossible qu'il se souvienne d'une chose qu'il n'a pas perçue. Mais les parties qui ont souffert la mutilation et qui n'étaient pas atteintes par l'anesthésique, ont senti par elles-mêmes, pour elles-mêmes, et réagi par les centres qui étaient à leur disposition. Or, ces foyers nerveux ou ces âmes subalternes ne sont pas ceux du moi et de la mémoire cérébrale. Je crois qu'en cela mon auteur a raison contre ceux qui professent que le sujet n'a senti à aucun degré, à aucune puissance. Encore une fois, il a senti dans ses nerfs, mais non dans ses hémisphères, puisque ceux-ci étaient anesthésiés et que les premiers ne l'étaient pas. Je le répète donc, il n'a pas personnellement perçu sa souffrance, il n'y a pas assisté.

Voyez, encore une fois, combien l'unité organisée est différente de l'unité abstraite et ontologique du spiritualisme fictif et provisoire que professait l'ancienne physiologie, et combien notre unité est plus réelle que la sienne et plus vivante! Une unité sans parties, c'est une chose indéterminée, insaisissable, un mot qui attend une chose. Cette chose, je viens de la montrer.

L'auteur du mémoire nº 1 est-il donc matérialiste? Il l'est moins qu'il ne le croit; mais on pourrait lui reprocher quelques taches de cette malheureuse philosophie. Il fait aussi beaucoup de spiritualisme sans le savoir, et on pourrait lui trouver, je l'ai déjà fait voir, beaucoup de côtés afférents à cette grande et vraie philosophie.

Quand il veut se donner des airs de matérialiste ou plutôt de sensualiste, ce qui n'est pas la même chose, notre auteur a des contradictions regrettables. Il nous a prouvé tout à l'heure par l'observation de l'influence des anesthésiques sur l'ensemble hiérarchique des diverses puissances de la sensibilité, qu'on pouvait supprimer la sensibilité centrale, c'est-à-dire la conscience ou le moi, tout en conservant la *sensitivité* inhérente à chaque nerf, par conséquent, aux agents immédiats de la sensation. Réciproquement, on peut anesthésier ceux-ci en laissant subsister l'intelligence ou le moi. Eh bien! après cela, il vient nous dire avec Moleschott, que « l'homme pensant est le produit de ses sens. »

L'auteur supposerait-il donc que le cerveau n'est que le total de tous les nerfs, et l'intelligence, le moi, un total de sensations? Ce serait une grave erreur. Lorsque Condillac disait que les idées sont des sensations transformées, il supposait sans doute au-dessus des sens une puissance transformatrice, car les sensations ne se transforment pas d'elles-mêmes en idées; il faut un centre supérieur qui les transforme, ou plutôt qui, excité par elles, conçoive l'idée à leur occasion. Or, ce centre, qui est l'esprit ou l'intelligence dont sont essentiellement doués les organes cérébraux supérieurs, n'est pas plus le produit des sens, que ses fonctions propres ne sont le produit des sensations.

Les idées générales des choses, l'idée de substance, de qualité, d'un et de plusieurs, d'unité et de nombre, d'espace et de temps, de rapport, d'ordre, de désordre, etc., etc., ces idées générales sans lesquelles aucune idée particulière n'est possible, et qui paraissent procéder des hémisphères, appartiennent essentiellement à ceux-ci; elles leur sont innées; les leur ôter, c'est anéantir le cerveau supérieur aussi bien qu'on anéantirait un nerf en lui ôtant la sensitivité ou la motricité. Ces régions sont supérieures aux sens comme les idées aux sensations. Elles en sont le centre éminemment représentatif; elles les comprennent donc et les représentent dans un ordre d'activité supérieure; elles ne sont pas plus leur total ou leur produit, qu'un général n'est le produit de ses soldats. Voilà ce qu'il faut entendre pour être spiritualiste : c'est l'essentialité ou l'innéité des propriétés sensitives dans les nerfs et les sens, puis l'essentialité et l'innéité des idées générales ou des concepts immédiats qui ont leur organe au faîte de l'encéphale humain, et qui ne sont ni un total ni un produit des premiers. Il y a des sens; mais il y a un sens des sens qui a des propriétés innées supérieures à l'infini à celles des sens proprement dits. *Nihil est in intellectu quod priùs non fuerit in sensu,* dit mon auteur après Aristote, répètent Locke et Condillac; c'est vrai, répond Leibnitz, *nisi intellectus ipse.*

Encore une fois, le spiritualisme est là, et non dans l'affirmation ou la négation d'un être distinct de la substance psychique de l'encéphale; et j'aurai achevé de caractériser le spiritualisme, de le séparer complétement du sensualisme, à plus forte raison du matérialisme, si j'ajoute, que la plus haute opération de l'esprit humain est d'abstraire les idées générales ou les lois de la pensée, et d'en faire, sous le nom de philosophie première ou de métaphysique et de mathématique, la science même de la raison, la règle des intelligences et des volontés. Là se trouve, en effet, la gymnastique puissante des esprits. C'est par là qu'ils remontent à l'unité universelle, principe de tous les êtres; c'est de là qu'ils descendent fortifiés pour aborder toutes les sciences physiques et morales dans lesquelles, c'est incontestable, on peut, sans cela, être habile, inventeur fécond, observateur sagace, mais jamais profond, jamais législateur des sciences, selon cette forte pensée de mon maître Bordas : « Sans la métaphysique on ne va pas au fond des mathématiques; sans les mathématiques on ne va pas au fond de la métaphysique; sans les mathématiques et la métaphysique on ne va au fond de rien. »

L'auteur du Mémoire n° 1 n'a peut-être pas embrassé tout ce domaine du vitalisme et du spiritualisme organiques; mais cela importe peu; et, dans la question spéciale qu'il avait à traiter, il n'était pas obligé d'aller jusque-là; on ne le lui demandait pas. Quoi qu'il en soit, il a le mérite d'avoir assez bien compris, et surtout d'avoir bien montré, par l'influence de l'anesthésie sur les phénomènes psychologiques, l'unité hiérarchique du système sentant et pensant, puisqu'il a suspendu au *moi* toutes les fonctions subalternes du système nerveux. Ce compétiteur s'est ainsi approché du spiritualisme sans le savoir assez. Cela suffit au Rapporteur de votre Commission pour l'exonérer à ses risques et périls, de l'accusation de matérialisme.

Le sens général d'une chose, d'un système, d'une création de la nature ou de l'art, est toujours donné par son unité.

L'unité c'est la vie, c'est l'esprit en toutes choses; et quand, dans un être quelconque, on voit l'unité ou l'esprit, sciemment ou à son insu, on est spiritualiste. Or, c'est cela que le matérialisme ne voit jamais. Les idées de principe, de fin, d'unité, d'ordre, révélant une intelligence dans l'univers ou dans les êtres qui en font partie, lui sont étrangères. Nécessité, fatalité, hasard, sont ses lois. Dans les corps organisés il ne voit, par exemple, que ces phénomènes grossiers qu'on appelle mécaniques : des petites masses ou molécules figurées de telle ou telle manière et qui produisent tous les phénomènes de la vie par des changements de position, de forme, de resserrement ou de dilatation, d'élasticité, de va et de vient, de sec ou d'humide, de rond ou de carré, de dur ou de mou; toutes choses qu'on ne conçoit que sous la raison d'étendue, de divisibilité et d'inertie.

Eh bien! il faut l'avouer à l'honneur de la science moderne, ce mécanicisme, cette aveugle matérialité qui assimilent à des machines faites de main d'homme les œuvres de la nature, ou les machines divines, pour parler comme Leibnitz, ces conceptions obscures, dis-je, perdent du terrain de plus en plus. Inutile de dire que le travail de notre auteur et ses idées n'ont rien de commun avec ces théories iatro-mathématiques qu'on rencontre encore trop souvent en physiologie et en pathologie comme moyens d'explication des fonctions et des symptômes. Ce qu'il y a de certain, c'est que ce sont l'animisme et les pneumatismes de toutes sortes, qui entretiennent le chimisme et le mécanicisme grossiers où s'est réfugié le matérialisme.

Mais si notre auteur n'est pas cela, on trouve en lui des opinions sensualistes et étroites que j'ai déjà signalées et qui déparent son œuvre. Les jeunes gens étalent volontiers leurs défauts, et il faut que les gens plus mûrs leur découvrent leurs qualités. Si l'auteur du Mémoire n° 1 n'avait pas ces taches et ces forfanteries de positivisme, il aurait satisfait la Commission autant que possible. Les restrictions qu'elle a exprimées semblent dire à cet auteur : Vous méritez qu'on reconnaisse la science et le talent avec lesquels vous avez montré, au moyen des phénomènes psychologiques de l'anesthésie provoquée, l'unité dans la subordination hiérarchique des parties de l'encéphale, parce qu'en cela vous avez fait preuve de tendances physiologiques d'un ordre élevé, et que vous avez fourni à la doctrine de l'unité de l'homme, d'excellents arguments pour accomplir la réforme et les progrès dont elle a besoin; mais on regrette en vous des opinions plus vulgaires qui vont à abaisser l'homme et

qui sont en contradiction avec la meilleure partie de votre travail qu'elles rétrécis-
sent, auquel elles enlèvent de l'élévation et de la force.

La Commission espère, Messieurs, que vous approuverez cette appréciation générale. En agissant ainsi, elle a été inspirée par un sentiment que son Rapporteur par-
tage à beaucoup d'égards, et qui lui a valu peut-être le périlleux honneur de porter
ces graves questions devant vous.

Il ne vous demande pas pardon de l'étendue avec laquelle il s'est permis de les
traiter, ni d'avoir profité de l'occasion très-légitime et presque inévitable qui lui
était offerte de s'expliquer publiquement sur ces accusations de matérialisme, sur
ces oppositions d'un spiritualisme plus nominal que réel, qu'on agite sur nos têtes
sans savoir ce qu'on dit, et avec lesquelles pourtant, des voix qui croient parler de
haut, voudraient *désennoblir* notre science et notre profession. Nous avons sous ce
rapport, comme la science, un moment difficile à passer. Le vieux vitalisme, le
vitalisme fondé sur l'idée de passivité de la matière et sur la nécessité d'une force
distincte pour vivifier les organes, ce vieux vitalisme s'en va, et il est de plus en
plus solidement remplacé par le VITALISME ORGANIQUE fondé sur l'anatomie d'évolution, sur l'embryologie, sur la vie propre des organes et des éléments organiques
à l'infini. Quand ce vitalisme moderne sera bien assis, il se consommera en physiologie humaine par le SPIRITUALISME ORGANIQUE, son terme suprême et son couronnement, destiné à réconcilier deux doctrines qui, sur le terrain de l'anatomie et
de la science nouvelles, sont moins irréconciliables qu'on ne pense. Ce spiritualisme
organisé ralliera alors tous les médecins ; et ce sera leur gloire, un jour, d'avoir été
à la tête de ce mouvement et de ce progrès.

COMMENTAIRES

I

On a bien voulu s'inquiéter de ce que devient après la mort, l'âme organisée et vivante que je substitue à l'âme abstraite des faux spiritualistes ou des animistes, dans le Rapport à l'Académie qu'on vient de lire. Je me borne à renvoyer la question aux animistes qui me l'adressent, et je les prie de vouloir bien me dire physiologiquement et devant la science, ce que l'homme devient après la mort dans leur propre doctrine.

J'espère qu'ils n'iront pas frapper à la porte de la théologie pour le savoir. On ne demanderait pas mieux que de nous l'ouvrir; mais elle se refermerait aussitôt sur nous, et adieu la science et la liberté.

La philosophie peut aller jusqu'à enseigner qu'après sa mort l'homme retourne au principe de son être. Elle peut même faire des hypothèses plus ou moins vraisemblables sur les migrations de nos personnes de la terre au ciel pour s'approcher de plus en plus, selon leur degré de spiritualité, de l'esprit universel. Le Ciel est considéré ici comme l'ensemble des mondes qui peuplent l'espace infini.

La physiologie humaine, dont le sort est de plus en plus étroitement lié à celui de la philosophie, est encore incapable d'aller jusque-là. Elle commence à la conception et finit à la mort. Or, je défie qu'on me prouve que l'homme ne peut pas aussi bien retourner au principe de son être ou à Dieu, dans la doctrine du spiritualisme vivant que je professe, que dans la doctrine ontologique des animistes où tout est abstrait et où, par conséquent, tout est mort dès cette vie.

Mais là où la philosophie finit, la religion commence. La foi s'assied sur un tombeau avec l'espérance et le désir de l'immortalité. J'ai donc bien peur que la science n'entre que pour très-peu de chose dans la querelle qu'on me fait; et qu'au fond, elle ne soit, à l'insu même de ceux qui s'en préoccupent le plus, qu'une affaire d'orthodoxie.

La tradition et l'éducation ont tellement naturalisé chez nous les croyances, que nous en sommes venus à nous regarder comme confidents de Dieu et infaillibles sur ces choses. La foi de mes critiques en l'immortalité de l'âme est bien faible, s'ils ont besoin que la science leur donne la théorie de ce dogme. . . . Je les trouve sans respect pour un mystère sublime, car ils le font descendre de ses hauteurs religieuses dans les controverses et les vicissitudes de la science. Je connais beaucoup de personnes qui professent le spiritualisme organique, et chez lesquelles cette grande et salutaire aspiration d'une autre vie, plane comme un sentiment au-dessus de tous les systèmes. . .

II

D'autres personnes moins curieuses que celles auxquelles je viens de répondre, se sont contentées de me dire qu'elles ne voyaient pas bien ce qui me sépare du matérialisme, et m'ont prié de le leur faire mieux voir. Je crois rendre un service à la science en donnant quelques explications à ces personnes qui ont le bon esprit de rester dans la science naturelle de l'homme et la philosophie. La médecine souffre de l'indifférence où languissent ces questions, plus positives et plus pratiques qu'on ne le croit.

III

L'animisme et le matérialisme s'engendrent réciproquement. Quand on sépare la matière de la vie et qu'on les considère comme deux principes distincts, on crée, d'un côté, des matérialistes qui ne voient dans les choses que de la quantité et du nombre, éléments auxquels se réduit, en effet, la matière abstraite; et de l'autre côté, des animistes qui ne voient dans les choses que des âmes ou des unités vagues et insaisissables, éléments auxquels se réduit la vie quand on l'a abstraite de l'étendue et du nombre. On évite ces deux erreurs en considérant la substance comme constituée par l'indivisible union de la force et de la matière qu'il n'est permis d'abstraire qu'ontologiquement. On détruit ainsi du même coup l'animisme et le matérialisme; et si on applique à l'homme et à Dieu cette notion de la substance, on obtient le vitalisme et le spiritualisme.

IV

Vous avez dit, objectera-t-on, que les savants modernes travaillent sous l'inspiration du principe de l'activité essentielle de la matière. Pouvez-vous nier cependant qu'il n'y ait, de nos jours, beaucoup de savants matérialistes ? Je ne le nie pas ; mais il est facile d'expliquer cette contradiction plus apparente que réelle. Le principe de l'activité de la matière introduit dans la métaphysique par Leibnitz, le plus grand philosophe spiritualiste des temps modernes avec Descartes, a fait son entrée dans les sciences par la physique et la chimie et n'en est pas encore bien sorti. Ceux qui essayent de le faire pénétrer dans la physiologie et la médecine, l'y portent donc tout imprégné de physique, de chimie, par conséquent d'atomisme, de mathématique, de mécanicisme, et de tous ces éléments des choses ou de toutes ces idées de quantité et de nombre que ne dépasse pas le matérialisme.

Cependant, objectera-t-on encore, les travaux de beaucoup de physiologistes modernes respirent le principe de l'activité de la matière, et en sont comme inspirés. Je le sais, et je n'en voudrais pour preuve que l'œuvre forte de Virchow, qui donne au vitalisme organique une base si positive. Je ne conteste donc pas que l'idée des corps essentiellement actifs ne soit l'instinct des chercheurs féconds de notre époque, même en physiologie. Ce que je nie, c'est qu'on s'en rende un compte philosophique ; ce que je nie, c'est que la biologie générale ait complétement rompu avec l'animisme, et qu'elle soit fondée sur le principe de l'activité essentielle des corps avec une conscience nette de ce principe et de ses conséquences. Cela, encore une fois, je le nie. Je ne prétends pas connaître tout ce qui a été dit ou écrit sur ce sujet, mais je crois être le seul qui, chez nous, professe scientifiquement ce principe de la physiologie et de la pathologie modernes ; le seul qui cherche à l'introduire depuis longtemps dans la médecine, parce que la médecine ne possède réellement pas l'unité et l'esprit des travaux qu'elle accomplit, et que ces travaux seront lettre morte tant qu'elle n'en connaîtra pas la raison philosophique.

V

C'est la physiologie qui doit retirer les plus grands fruits de ce principe générateur des sciences modernes, et c'est elle pourtant qui, jusqu'à présent, en ressent le moins l'influence. Il ne faut pas s'en étonner, car c'est dans la physiologie que l'animisme s'est le plus enraciné ; par elle qu'il s'est le plus propagé ; pour elle qu'il a été inventé. Cette existence double et comme repliée sur elle-même, qu'on nomme sensibilité, et qui est le caractère distinctif des êtres ANIMÉS ou des ANIMAUX, semblait impliquer nécessairement pour les anciens philosophes, une AME qui, venant s'ajouter à une portion de matière inorganique, l'ANIMAIT et en faisait un ANIMAL. Or, on a beau savoir maintenant qu'un animal n'est pas, — selon la notion artificielle que l'animisme est forcé d'en donner, — un minéral animé, ou un corps inorganique élevé à l'état organique par l'addition d'une âme ; l'observation de l'échelle des êtres et de l'apparition de la vie sur le globe a beau démontrer que, à la place qu'il occupe et dans les circonstances où il est sorti par jets successifs et disséminés du sein des forces cosmiques, l'animal est, à tous les degrés de l'échelle, naturellement, substantiellement vivant et animé, comme l'or est essentiellement pesant, jaune et malléable ; on ne se défait pas promptement d'un préjugé séculaire protégé par la puissance de l'imagination. C'est, en effet, l'imagination qui a enfanté et qui conserve l'animisme en dépit de la science et de la raison.

VI

On trouve en soi séparément l'idée de force ou de vie, et l'idée de quantité ou de nombre ; et, parce qu'on les conçoit isolément par abstraction, on croit que, dans les corps, elles existent séparément aussi comme deux substances ou deux êtres possédant chacun ce qu'il faut pour exister réellement et par eux-mêmes. Pourtant, si nous étudions bien ces idées en nous, nous nous apercevons sans peine que, quelle que soit la facilité avec laquelle nous les abstrayons, nous ne faisons jamais par cette opération, que considérer l'une plus expressément que l'autre, sans qu'il nous soit possible de dégager l'idée de force et de vie de tout élément de quantité et de nombre. Par cet effort de l'esprit, nous parvenons à scruter plus particulièrement l'idée de vie ou l'idée d'étendue, mais nous n'arrivons pas à nous représenter la vie ou la force sans une détermination quelconque, et par conséquent sans une quantité et des parties.

VII

La force et la matière sont aussi inséparables et aussi substantiellement nécessaires l'une à l'autre dans les choses extérieures que dans notre esprit. On ne peut les séparer que par abstraction. L'ancienne science a pourtant vécu du principe de leur existence et de leur distinction réelles. Elle en porte partout l'empreinte. Les conquêtes de la science moderne portent toutes, au contraire, le cachet d'une philosophie opposée, celle de l'identité substantielle de la force et de la matière, ou de la vie et de la quantité. Voilà pourquoi j'ai dit que l'animisme n'existe plus que dans l'histoire, et qu'aujourd'hui il n'inspire plus personne.

VIII

Cependant, l'animisme est encore, avec quelques variantes, le fond de la pensée de tous ceux qui résistent au mouvement de la science et professent le vitalisme. Ce mot de vitalisme représente si bien la doctrine du corps passif mû par un principe d'activité distinct et capable de survivre à ce corps, qu'on ne croit pas un autre vitalisme possible, et que les médecins qui me savent vitaliste, ne peuvent pas comprendre que je le sois autrement que selon Stahl ou Barthez. D'après eux, le vitalisme est là, ou il n'est pas. Les plus intelligents supposent que le vitalisme organique, dont j'ai exposé tant de fois les principes, est une fusion du vitalisme de Montpellier avec l'organicisme de Paris, c'est-à-dire, la fusion de deux erreurs.

IX

Quoi qu'il en soit, il est certain que le principe de l'activité essentielle de la matière est entré dans la physiologie par le bas, si je peux ainsi dire, ou par les faits, par l'histologie et par la méthode expérimentale; que de plus, il y est entré avec la physique et la chimie qui l'avaient adopté les premières; qu'il ne vivifie pas encore de haut la physiologie, et qu'il n'y règne pas philosophiquement ou scientifiquement. Toutefois ce moment viendra, et il n'est peut-être pas très-éloigné, car le caractère des travaux physiologiques actuels, est de fournir à la science qui se forme, des faits plus vivants, plus appropriés à une construction véritablement vitaliste que les faits de la vieille physique et de l'ancienne anatomie. Les matériaux que nous donnent aujourd'hui l'histologie et la physiologie expérimentale sont des matériaux naturellement animés. Pris dans l'organisme, ils vivent par eux-mêmes et ne sont pas des phénomènes mécaniques ou chimiques qu'on soit obligé d'animer après coup avec une force étrangère.

X

Mes adversaires sont condamnés à cette définition de l'homme donnée par l'animiste Sauvages : « *Homo est aggregatum ex animâ vivente et motabili atque machinâ hydraulicâ simul unitis.* » *(Nosologie méth.*, t. I, p. 35) ou à cette noble conception du dernier des animistes, M. Piorry qui, jugeant avec raison l'assemblage d'appareils mécanico-chimiques qu'il appelle l'organisme, incapable de vivre, de sentir et de penser par lui-même, place en dehors et au-dessus d'eux, l'âme immortelle ou le *psychatome*, chargé d'envoyer de l'esprit à ces masses inanimées.

XI

Puisqu'il est convenu aujourd'hui qu'il n'y a pas de force vitale distincte du corps vivant, et que la vie n'est qu'une abstraction tirée de l'observation des organes en fonction et de l'unité qu'ils constituent par leur consensus hiérarchique, pourquoi voudrait-on maintenir dans la science une âme distincte du corps dans le but d'expliquer les facultés intellectuelles et morales qui ne sont que la plus haute expression et le couronnement de la vie chez l'homme? Pourquoi surtout, tenir à cette entité suprême, quand l'animisme lui-même, — qui a toujours eu le mérite et l'honneur de soutenir la doctrine de l'unité de la nature humaine, — proclame avec raison, que le principe de la pensée et celui de la vie ne sont pas deux en nous, mais une seule et même puissance qu'on nomme et que j'admets qu'on nomme une âme, pourvu qu'on n'en fasse pas une force substantiellement distincte du corps réduit par elle à l'état de machine? La suppression des êtres de raison est la marque du progrès dans les sciences.

XII

La physiologie a d'autant plus besoin de rejeter le dernier être de raison qui la domine encore, que la doctrine de l'unité de l'homme gagne du terrain, et que si cette doctrine est laissée à l'animisme qui est fier de la revendiquer, ce système, qui perpétue logiquement les idées mécanico-chimiques, repoussera toujours la nouvelle anatomie et empêchera à jamais la physiologie de s'asseoir sur ses bases propres et de s'appartenir. La nouvelle anatomie, l'anatomie des éléments est, en effet, incompatible avec l'animisme. Ne démontre-t-elle pas dans chaque cellule un petit organisme, une petite âme par conséquent? Ce serait donc par myriades incalculables qu'il faudrait compter les monades hiérarchisées, incompatibles avec l'âme unique des animistes ou avec le *psychatome* chargé de gouverner mécaniquement du haut de son unité sans parties, des molécules essentiellement inertes. Haller, Bordeu, Bichat, Virchow en donnant le dernier coup à l'animisme, l'ont donné en même temps au matérialisme qui en est le coefficient.

XIII

La signification du mot matérialisme se modifiera donc de plus en plus et se restreindra. On ne peut plus l'appliquer à toute philosophie qui ne voit dans la nature que des corps, car la philosophie moderne ne connait pas autre chose. Elle observe des corps inorganiques doués d'une activité intense, mais brutale ; puis des corps vivants simples, mais où se révèlent déjà la génération et l'unité des instincts; puis des corps animés plus ou moins spiritualisés, jusqu'à l'homme qui est l'être un et spirituel par excellence, chez lequel, dès lors, la vie et l'intelligence ont la même source; enfin, elle voit dans le règne humain, des races et des individus qui atteignent le *summum* de la spiritualité.

XIV

Leibnitz accordait un corps à ses monades les plus spirituelles; il les déclarait inconcevables sans cela. Or, qui pourrait affirmer que ce règne supérieur a achevé son évolution et son perfectionnement, et qu'il ne se spiritualisera pas indéfiniment? La maladie, la santé elle-même offrent des états extraordinaires et passagers du corps (magnétisme, somnambulisme, extase, etc.) qui permettent de comprendre cette spiritualisation plus éminente de notre nature. Dans ces moments, où la vie organique est inférieurisée à son *maximum*, et où notre être semble se dépouiller de ce qu'il a de commun avec les animaux, l'homme cesse-t-il donc d'être corporel? Eh bien, supposons que ces états extraordinaires deviennent plus fréquents, qu'ils soient de plus en plus ordinaires, ne nous représenteraient-ils pas le *corpus spiritale* qui est, suivant saint Paul, le corps parfait? Avons-nous donc besoin d'un être audessus de l'encéphale pour expliquer ces degrés ou ces puissances d'un même organisme? Que possédera-t-il, l'encéphale, quand on lui aura ôté, pour les donner à l'âme, les perceptions, les idées, leur comparaison et les déterminations volontaires? Il ne lui restera plus que d'être, comme le pensait le chef des animistes anciens, Aristote, une masse d'albumine distillant la pituite dans les fosses nasales à travers le crible ethmoïdal

Essayons de lui rendre, au nom du spiritualisme, ses propriétés essentielles. Le meilleur moyen pour cela, sera de prendre nos caractères généraux dans ceux de la vie elle-même.

XV

L'esprit est, en effet, le point culminant et la consommation de la vie. L'échelle des êtres animés n'est que la série des degrés par lesquels la vie monte de ses plus humbles manifestations jusqu'à l'esprit.

L'esprit proprement dit, est aux instincts, ce que l'intelligence est aux sens et l'intelligible au sensible. Ces divers ordres de facultés se superposent, elles s'enracinent les unes dans les autres ; les inférieures sont nécessaires aux supérieures. Il est donc impossible qu'elles appartiennent à deux substances essentiellement différentes. La spontanéité, caractère essentiel de la vie, n'est que le germe de la liberté, caractère essentiel de l'esprit. Si nous pouvions nous faire une idée approximative de la spontanéité d'un corps, nous toucherions à l'idée qu'on peut se faire de la vie et de l'esprit.

XVI

La spontanéité ou l'intussusception suppose chez l'être qui en est doué, une représentation interne plus ou moins confuse ou plus ou moins distincte de son propre état et des choses extérieures ; représentation plus ou moins confuse ou plus ou moins distincte selon la hauteur à laquelle cet être est placé sur l'échelle organique, l'homme en étant pris pour le terme le plus élevé. Cette représentation innée où commence le microcosme, ne doit pas être conçue comme une empreinte ou une image passives des choses, ainsi que pourrait le faire croire le mot de *sigillum* employé par Van Helmont ; c'est une force, un germe, un *blas*, une idée dans le sens radical du mot *idée*. Le plus inférieur des animaux a une idée, c'est-à-dire une représentation vivante et animée de son état intérieur et du domaine des choses afférentes à ses besoins et à ses facultés. C'est l'idée sensible ou l'image subjective. Nous verrons tout à l'heure ce que l'homme a de plus. Cette idée représentative de l'état actuel de son organisme et des choses extérieures nécessaires à l'entretien et à l'évolution de cet état, est une force interne, un *instinct* qui pousse l'animal à s'assimiler ces choses, c'est-à-dire à les élever jusqu'à sa propre nature pour la développer. L'animal est donc toujours plus ou moins poursuivi par le sentiment de ses besoins, c'est-à-dire par l'image vivante plus ou moins distincte des choses extérieures prédestinées à les satisfaire, sorte d'hallucination impérieuse qui ne disparaît pour un instant que lorsqu'elle est apaisée par l'assimilation de son objet extérieur correspondant. Cet objet est donc représenté plus ou moins vaguement à l'intérieur avant d'être perçu au dehors et assimilé. Son assimilation est une génération par laquelle il est élevé à la nature de l'être supérieur et devient animé lui-même pour retourner bientôt au réservoir commun.

XVII

Un être n'est vivant que quand il est capable de ces mouvements spontanés ou instinctifs qui, en vertu de l'idée ou représentation interne vague d'un objet extérieur, le poussent, sans aucune sollicitation directe de cet objet, à le rechercher pour se l'assimiler. On appelle spontanés ces mouvements ou ces appétences de cause interne qui précèdent toute conception effective et toute génération. Leur ensemble coordonné constitue l'animal. Ils naissent de lui, de son fonds; il ne les reçoit que de là; *suscipit ab intùs*, et c'est ce que signifie le mot intussusception, synonyme de spontanéité ou de vie. Chaque élément organique, chaque cellule en sont essentiellement doués; et le tout, l'organisme entier, renferme à leur plus haute puissance et éminemment centralisées, ces propriétés représentatives ou ces idées encore indéterminées que Van Helmont appelait la lumière vitale, lumière interne, en effet, qui éclaire et dirige les conceptions végétatives, sensorio-motrices et psychiques de la vie à tous ses degrés.

XVIII

Vivre, c'est donc posséder des énergies sensibles innées, spontanément représentatives des choses externes, et animées d'un effort instinctif pour se les assimiler.

Les animaux renferment ainsi d'une manière éminente et représentative, dans un ordre d'activité supérieure, toutes les propriétés du monde externe, en vertu d'images vivantes ou d'idées innées correspondantes à ces propriétés. Le cerveau d'un animal supérieur n'est que l'ensemble de ces activités et des énergies motrices prédéterminées, nécessaires à l'assimilation ou à l'aversion des objets représentés.

Telles sont la constitution et la fonction essentielles de la substance nerveuse. On voit qu'elle est vraiment animique, surtout chez l'homme dont l'encéphale est non-seulement représentatif des phénomènes du monde extérieur ou du macrocosme, mais encore de ses lois. Ici, l'intelligence, le MOI, la pensée apparaissent. Le cerveau humain renferme plus que les images ou idées sensibles des choses; il est essentiellement animé par leurs idées intelligibles ou leur raison. L'image ou l'idée sensible des choses y est inséparable de leur idée intelligible plus ou moins nette et plus ou moins adéquate. C'est dans cette région supérieure, qu'au moyen des idées générales des choses, l'homme se distingue des choses elles-mêmes, affirme son existence distincte d'elles, prononce JE, MOI, parle, et se sent la plus positive et la plus haute des existences contingentes. « JE pense, donc JE suis » : c'est à ce

sommet de la vie et du vitalisme que commencent, en effet, l'esprit et le spiritualisme, par conséquent la philosophie, science de la pensée, connaissance de soi et
par soi de l'univers qui ne peut être bien saisi que dans l'idée de son PRINCIPE ou
de son UNITÉ.

L'existence de cette idée suprême, ou l'idée de DIEU, lien et rapport de toutes les
autres, est donc constitutive de l'entendement humain. C'est par elle que nous
pensons l'infini, l'absolu, et que nous réfléchissons les lois du monde.

XIX

Des spiritualistes qui veulent bien accorder quelque chose au cerveau, lui refusent
absolument les idées générales. Il leur en semble incapable par essence. Pour eux,
sa fonction la plus éminente ne dépasse pas la perception des objets particuliers,
images des corps ou de leurs propriétés sensibles. Pourtant, l'animal, qui n'a pas les
idées générales ou absolues proprement dites, perçoit non-seulement les objets extérieurs, mais encore leurs rapports sensibles; car c'est en vertu de ces perceptions et
de la mémoire qu'il en a, qu'il les compare entre eux et se détermine suivant ses
besoins et ses instincts. Il ne s'élève pas, j'en conviens, jusqu'à la conception de
leurs rapports abstraits et philosophiques ou jusqu'à leurs lois : cette faculté n'ap-
paraît que chez l'homme, quoique à bien des degrés; mais il faut vraiment avoir le
sens métaphysique bien peu ouvert pour croire que le particulier et le général peuvent exister dans deux êtres différents, unis ensuite on ne sait comment; pour
croire, par exemple, que les idées générales ou purement intelligibles peuvent être
d'un côté, et les idées particulières ou purement sensibles, de l'autre; les premières
dans l'âme, être immatériel; les secondes dans le cerveau, organe ou être corporel.
Cette séparation réelle de ce qui n'est séparable que logiquement, accuse une igno-
rance complète de la constitution de tout être ou de toute substance. Il n'y a pas
plus de notion particulière sans notion générale, que de notion générale sans idée
particulière. Le cerveau de l'animal a ses perceptions générales proportionnées à ses
perceptions particulières, qui le sont elles-mêmes à sa destinée. S'il n'avait que
celles-ci, il n'existerait pas, car ses facultés cérébrales seraient sans rapports
entre elles ou sans unité.

Mais, répondront les ontologistes que je combats, notre âme immatérielle renferme aussi, en tant que substance complète, les notions particulières et les notions
générales de toutes choses.

Eh bien, alors, à quoi bon l'encéphale ? Supprimez-le, car votre âme n'en a aucun
besoin. Il doit même la gêner beaucoup.

On sait que cette objection n'embarrasse nullement mes adversaires. Ils avouent,
contrairement à M. de Bonald, un des leurs pourtant, que le corps, et que le cer-

veau, par conséquent, nuisent plus à l'intelligence et à la raison pures qu'il ne les sert. C'était déjà l'opinion de Platon.

Si on admet que le cerveau humain est un miroir vivant des choses, — et personne ne le nie, puisque c'est un fait, — ne doit-il pas se les représenter en lui ou subjectivement, telles qu'elles sont hors de lui ou objectivement? Or, dans le monde extérieur, sont-elles sans relations entre elles, sans rapports de cause à effet, sans intelligibilité, sans lois? Non, sans doute. Eh bien alors, si le cerveau les perçoit en lui comme elles sont hors de lui, il doit les voir avec leurs raisons d'être. Mais que sont celles-ci, sinon les idées générales des choses? Donc le cerveau humain, considéré dans ses parties supérieures et son unité suprême, qui sont véritablement notre âme, est capable d'idées générales, capable de les abstraire au moyen de signes, capable, par conséquent, de la parole ou du langage philosophique.

XX

Ainsi, c'est en nous voyant nous-mêmes que nous voyons tout ce qui n'est pas nous ; c'est en nous saisissant nous-même que nous comprenons tout : les choses extérieures dans nos représentations sensibles; leurs rapports et leur notion dans nos idées générales, idées de cause et d'effet, d'absolu et de relatif, de genre et d'espèce, etc., à l'aide desquelles nous formons toutes les idées particulières, puis leurs abstractions qui nous permettent de les généraliser et de constituer les sciences. C'est parce que je me sens une force que je comprends les forces de la nature. J'applique ou je transporte cette idée et le sentiment d'effort interne qui en est inséparable, aux corps ou aux êtres qui produisent comme moi des phénomènes, et je suppose en eux la même cause qu'en moi. Je ne comprends rien, je ne peux rien comprendre autrement.

XXI

On objectera peut-être, que ces principes anéantissent l'observation et la rendent inutile; qu'ils équivalent à la suppression du monde extérieur et mènent directement à l'idéalisme, sorte de rêve perpétuel.

Cela serait, en effet, si je n'avais expressément affirmé que nos propriétés représentatives innées ne sont pas des empreintes physiques et un miroir passif des objets. Nos énergies sensibles innées ne sont, je l'ai dit, que des germes ou des rudiments de sensations, qui nous représentent spontanément les propriétés générales des objets extérieurs, mais non les objets extérieurs en particulier. Le nerf optique et son centre cérébral sont capables de fournir spontanément, ou sans l'impression de la lumière, la sensation des couleurs primitives. Un coup reçu sur la tête dans l'obscurité la plus profonde fait jaillir de notre cerveau toutes les couleurs du prisme. Cette commotion n'est même pas nécessaire, et une modification toute spontanée du cerveau peut produire les mêmes illuminations internes sans le concours de la lumière physique ou extérieure. Certains poisons agissent de la même manière. J'en dirai autant des sons primitifs dans le silence le plus absolu, des saveurs sans contact des corps sapides, des odeurs générales sans miasmes odorants actuels, etc.

L'impression faite sur nos yeux par un objet n'est pas une impression comme celle d'un cachet sur la cire molle. Elle agit sur le sens visuel externe et interne à la manière d'une semence sur une cellule germinative de sensation ; et notre sensation visuelle, ou la perception de l'objet éclairé, est une véritable conception, une génération dans la force du terme. La lumière extérieure ou physique s'unit en nous à cette lumière interne ou physiologique qui nous représente spontanément la première, et de leur pénétration mutuelle résulte en nous l'image exacte de l'objet. Nous le rapportons au lieu et à la distance qu'il occupe hors de nous, parce que nous avons aussi une représentation interne spontanée ou physiologique de l'espace, de la distance, etc.; mais nous ne le voyons réellement qu'en nous. Ce que nous voyons, c'est nous-même modifié par lui. Son impression a déterminé et coordonné en nous nos propriétés lumineuses spontanément sensibles comme elles le sont en lui, et c'est cette coordination, c'est l'organisation de ces éléments innés, de ces propriétés lumineuses vivantes excitées séminalement par l'objet, qui nous le représente et que nous voyons.

XXII

Il est donc évident que, loin de diminuer l'importance de l'observation, cette doctrine l'appelle, au contraire, et lui assigne un rôle nécessaire, une fonction définie et tout à fait vivifiante pour l'esprit. Nos germes ou rudiments innés d'idées sensibles s'obscurciraient, s'atrophieraient, s'ils n'étaient pas toujours excités par les choses extérieures, à concevoir les idées nettes et bien déterminées de ces choses et de leurs rapports objectifs. Ces rudiments de sensations ou ces idées subjectives sont confuses, à peine ébauchées chez l'enfant. Par leur exercice et leur vivification incessante au moyen de l'observation, ils acquièrent chez l'adulte, et pour longtemps, une vigueur et une détermination croissantes. Chez le vieillard, ils s'affaiblissent et régressent, si je peux ainsi dire. Constamment tenue en éveil et forcée par eux à réfléchir, la région des idées générales, des rapports ou des raisons des choses se développe, s'affermit et survit souvent à l'affaiblissement des idées sensibles. Ces fonctions suivent donc les lois communes de l'organisme; et leur étude, faite d'après la méthode physiologique, confirme l'unité de l'homme, c'est-à-dire la doctrine de l'identité fondamentale du principe de la vie et du principe de la pensée.

XXIII

Ce que j'ai dit de la lumière, il faut le dire des sons, des saveurs, des odeurs, de l'électricité, du calorique, etc. Il y a des propriétés calorifiques innées et instinctives que la chaleur externe stimule spécifiquement, mais qui peuvent se développer sans elle ou sous d'autres influences, même sous l'influence du froid. Les échanges organiques moléculaires les plus actifs, toutes les oxydations se produiraient vainement dans l'économie animale si le sens calorifique était aboli. Sans lui, ils ne développeraient pas la chaleur vitale avec ses caractères instinctifs et nerveux ; ou plutôt, les échanges de la nutrition ne se produiraient pas synergiquement, car, quoique le sens trophique et le sens thermogénétique soient distincts, ils sont très-intimement unis et exercent l'un sur l'autre une influence des plus étroites. Tout dans l'économie, jusqu'aux fonctions les plus élémentaires, s'opère par l'action d'un sens ou de l'idée préexistante confuse de la chose à assimiler. Il y en a autant que d'ordres d'actions vitales ou de fonctions.

Maintenant, si j'avais à examiner l'influence de ces sens inférieurs sur les sens supérieurs et psychiques de l'homme, influence qui constitue l'humeur ou le caractère de chacun, je me trouverais en face de la grande question traitée par Cabanis : les rapports du physique et du moral. Cet examen me fournirait les preuves les plus péremptoires en faveur du spiritualisme organique. Il nous prouverait aussi qu'il existe véritablement un monde moral ou un règne humain que tous les autres règnes supportent, qui en est la fin, et qui, sous le rapport de l'intelligence au moins, sépare l'homme des primates, plus peut-être, que ceux-ci ne le sont de l'éléphant ou du perroquet.

XXIV

Après tout, que veux-je prouver? Que la pensée est un produit de la vie à sa plus haute puissance, et qu'il n'est pas nécessaire de créer une nouvelle force, une force distincte de la force vitale, c'est-à-dire du germe humain arrivé au terme de son évolution qui est l'esprit, pour expliquer les actes de l'intelligence et de la volonté. Or, que prétend l'animisme? Que c'est l'âme qui exécute en nous tous les phénomènes intellectuels et vitaux. Remarquez que, au fond, c'est la même idée générale. Eh bien, l'animisme est la doctrine de Rome. Rome l'impose à ceux qui ont la candeur de la consulter en philosophie. Je dirais que c'est la philosophie de l'orthodoxie, si ces deux expressions ne s'excluaient pas. Quelle différence trouvez-vous entre cette doctrine et la mienne, sinon que celle de Rome renferme l'erreur surannée et antiscientifique de la distinction substantielle de la force et de la matière, qui n'a su et ne peut que protéger le mécanicisme et l'immobilité? J'en ai sous les yeux un exemple d'hier.

Un des professeurs les plus justement estimés et suivis de notre école, M. Gavarret, a lu récemment avec éloge à l'Académie de médecine, des passages d'un ouvrage du P. Secchi de Rome sur l'*Unité des forces physiques.* On trouve dans cet ouvrage des opinions qui accusent chez ce dernier savant l'animisme le plus décidé et, par exemple, l'admission de forces supérieures « à la matière » pour expliquer les phénomènes de la vie chez les animaux, lesquels ne sont pourtant à ses yeux « que des machines à feu. »

L'auteur a-t-il voulu seulement dire que les forces qui produisent les fonctions des animaux sont d'un ordre supérieur aux forces du monde physique ou inorganique ? J'ai de fortes raisons d'en douter. Dans tous les cas, il était indispensable d'articuler cette distinction, car notre savant physicien ne conçoit pas ces « machines à feu » qu'il appelle des animaux, sans « un mécanicien » qui les dirige ; et ce mécanicien, il le sépare des machines aux mouvements desquelles il préside et au-dessus desquelles il est placé comme dans les arts ; conception bien peu naturelle et bien peu vivante ! Je suis convaincu que l'orthodoxie du P. Secchi est pour beaucoup dans cette vieille erreur de l'animisme qui altère l'unité de son œuvre. En effet, du côté de la physique, il me parait dans le mouvement, tandis que sous le rapport de la philosophie naturelle, il est encore très-arriéré. Galilée était plus avancé que cela. Aussi, ne saurais-je être touché, comme a paru l'être M. Gavarret, du libéralisme de la cour de Rome et de la tolérance qu'elle montre pour les doctrines de l'auteur de l'*Unité des forces physiques ;* car, au point de vue philosophique, ces doctrines respirent entièrement le moyen âge. Le P. Secchi ne risque donc rien.

Écoutez maintenant M. Francisque Bouillier, directeur de l'École normale et animiste. Conséquent avec lui-même, et professant que l'âme est distincte du corps, il professe également que la vie est distincte des organes vivants ; car il prétend que la cause de la nutrition, des sécrétions, de la circulation, réside dans l'âme ; mais que la nutrition, les sécrétions, la circulation du sang elles-mêmes n'y résident pas ; qu'elles ne sont que des effets qui se passent dans les organes, en dehors de l'âme elle-même. Peut-on séparer plus substantiellement la vie des organes, la force de la matière ? (*Du principe vital et de l'âme pensante,* etc. Paris, 1862, page 404.)

Je vous demande un peu à quoi sert l'âme dans le foie et le cœur, si ces organes peuvent exécuter, comme tels, leurs fonctions sécrétoire et circulatoire ? A quoi elle sert dans le cerveau, si celui-ci est le *sensorium commune* et l'organe du moi ? Et on appelle cela la doctrine de l'unité ! Or, remarquez que M. Francisque Bouillier est partisan de l'identité substantielle de la force et de la matière, et qu'il a démontré ce grand principe avec beaucoup de talent. C'est à n'y rien comprendre. Et pourquoi toutes ces contradictions? Pour sauver, dit-on, une sublime vérité de sentiment, qui reste, suivant moi, plus inexplicable et plus antiscientifique après qu'avant.

XXV

L'animisme ou le faux spiritualisme une fois vaincus, le vitalisme se trouve en face d'une doctrine plus fausse encore, et surtout stérile, l'éclectisme. L'éclectisme séduit. Scepticisme déguisé, il est la forme la plus dangereuse du scepticisme. Il se vante de n'être pas exclusif, et c'est par cette vanité qu'il capte la foule. Sa prétention est de prendre la vérité partout où il la trouve. Mais, pour distinguer la vérité, il faut une pierre de touche, un principe. Cependant, l'éclectisme prétend qu'il n'y en a pas ; car, s'il y avait au monde un principe, c'est-à-dire une vérité, il devrait s'y arrêter et ne pas composer celle-ci de tout un peu. Il amalgame donc les idées les plus contraires. L'unité lui répugne : il la dédaigne comme le renard de la fable les raisins. Effrayé du matérialisme, il n'en prend qu'un tiers pour constituer la nature humaine. Il la compose, en effet, avec un tiers de mécanicisme, un tiers de vie ou de vitalisme, et un tiers d'esprit ou de spiritualisme. C'est à peu près l'ancienne division galénique adoptée par M. Andral : *Partes continentes, partes contentæ* et *spiritus influi*, trois facteurs distincts les uns des autres dans l'idée éclectique de l'homme, comme dans une machine à vapeur ou dans un moulin à vent.

Avec ce système qui n'exclut rien, on coiffe l'encéphale du « ψυχὴ immatériel des Grecs, » comme l'a fait dans son Rapport sur mon Rapport M. le Secrétaire perpétuel de l'Académie de médecine. On croit proclamer avec lui une chose très-avancée, en disant que c'est dans les images peintes physiquement au fond de l'œil que nous voyons *immédiatement* les objets, et dans les vibrations de la membrane du tympan et de la chaîne des osselets de l'ouïe, que nous percevons *subjectivement* les sons. On reconnaît bien là ces avortements intellectuels qui étaient toute l'originalité philosophique du chef de l'éclectisme en France, M. Cousin, et auxquels ne s'élève plus même aujourd'hui sa débile progéniture. Ils ont tout détruit pour vouloir tout concilier. Ils n'ont pas senti que l'unité n'est ni la confusion, ni l'uniformité, et que, loin d'exclure le nombre et les parties, elle en est le principe et le lien. Leur spiritualisme, fait de pièces et de morceaux, n'a pas même tenu devant la phrénologie de Gall et le physiologisme brutal de Broussais, parce que ces systèmes avaient au moins le mérite et la force d'être eux-mêmes et d'être uns.

XXVI

Ces idées, que je professe depuis quinze ans, auraient peut-être fait leur chemin si elles étaient tombées du haut de quelque chaire officielle et de la bouche d'un expérimentateur. Grâce à ce prestige que je n'ai pu leur donner, mais qu'elles recevront tôt ou tard, elles seront écoutées. Il y a quelque chose dans l'air qui semble l'annoncer. On parle d'*idée* comme synonyme de *force* en physiologie. Si cela n'est pas un fait isolé, une manière de parler métaphorique; si on a compris le principe et mesuré les conséquences d'un tel langage, la biologie, pourvue comme elle l'est aujourd'hui de faits très-vivants, pourrait faire tout à coup de rapides progrès et se constituer scientifiquement. Il faut qu'elle sache bien, en effet, que, sans une forte physiologie générale, la physiologie expérimentale sera éternellement un chantier comme celui que nous offre aujourd'hui la nosographie sans pathologie générale.

XXVII

Je répéterais ces choses jusqu'à satiété, si je savais que ce fût le seul moyen d'en donner le goût et d'en faire sentir la haute importance, le caractère supérieurement pratique. Je suis convaincu que c'est ce qui manque à notre École pour avoir l'esprit de la médecine et le communiquer. S'il ne fallait pour l'acquérir, qu'additionner les faits particuliers ou qu'expliquer les phénomènes de la vie au moyen des sciences afférentes, rien ne nous manquerait; mais l'unité ou l'esprit d'une science sont tout autre chose que la totalisation ou la somme des faits qu'elle embrasse. Pour que des faits puissent servir à constituer philosophiquement une science, il est nécessaire que l'esprit de cette science soit déjà dans chacun d'eux.

Hippocrate est appelé justement le père de la médecine, parce que, quelque incomplets que puissent paraitre à la science moderne les faits sur lesquels il a fondé sa doctrine, ces faits respirent simplement l'esprit de la médecine. Des pierres médicales pour bâtir l'édifice de la médecine, tout est là. Il semble que ce ne soit pas trop demander ; et pourtant, rien de plus rare, et il faut bien le croire alors, rien de plus difficile! C'est pourquoi je me propose de publier prochainement quelques considérations qui ont pour titre : *Qu'est-ce que la pathologie ? Qu'est-ce qu'un fait médical ?* Elles seront la préface de la reprise de mes études sur les maladies chroniques et sur quelques variétés de la phthisie pulmonaire.

On se rappelle peut-être que, il y a un an, dans le cours des débats provoqués à l'Académie par la question de l'inoculabilité et de la virulence de la tuberculose, j'ai promis publiquement de défendre certaines parties de ma phthisiologie qu'on a trouvées insuffisamment démontrées, et que je ne pouvais développer davantage dans cette circonstance. Je tiens beaucoup à dégager ma parole. Si je choisis pour le faire la Presse plutôt que la Tribune académique, c'est précisément parce que je ne pourrais m'entendre et entrer en matière avec les honorables adversaires que je me suis faits, avant d'avoir traité de plusieurs points de pathologie et de thérapeutique générales sans l'exposition desquels je serais mal compris sur les objets spéciaux de la discussion.

Celle-ci serait détournée à tout bout de champ de son but par ces questions préjudicielles, et elle n'en finirait pas. Je prie donc mes honorés collègues d'accepter ce changement de terrain, et l'Académie de croire, que je ne l'ai changé que pour ne pas abuser de ses moments et de son attention.

Paris. — Typographie Félix Malteste et Cie, rue des Deux-Portes--Saint-Sauveur, 22.